汉竹主编●白金女人系列

瑜伽

初学到高手

（升级版）

韩俊 ✳ 编著

U0247174

扫描二维码，
关注后回复"瑜伽初学到高手"
观看视频

汉竹图书微博
http://weibo.com/hanzhutushu

江苏凤凰科学技术出版社
全国百佳图书出版单位

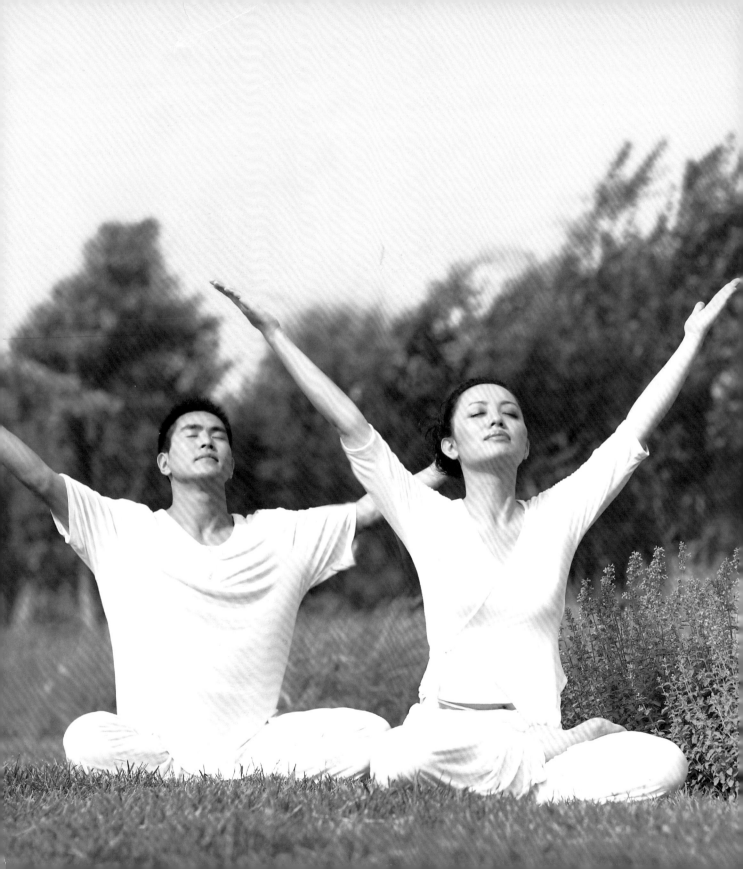

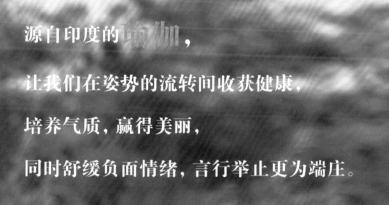

源自印度的瑜伽，

让我们在姿势的流转间收获健康，

培养气质，赢得美丽，

同时舒缓负面情绪，言行举止更为端庄。

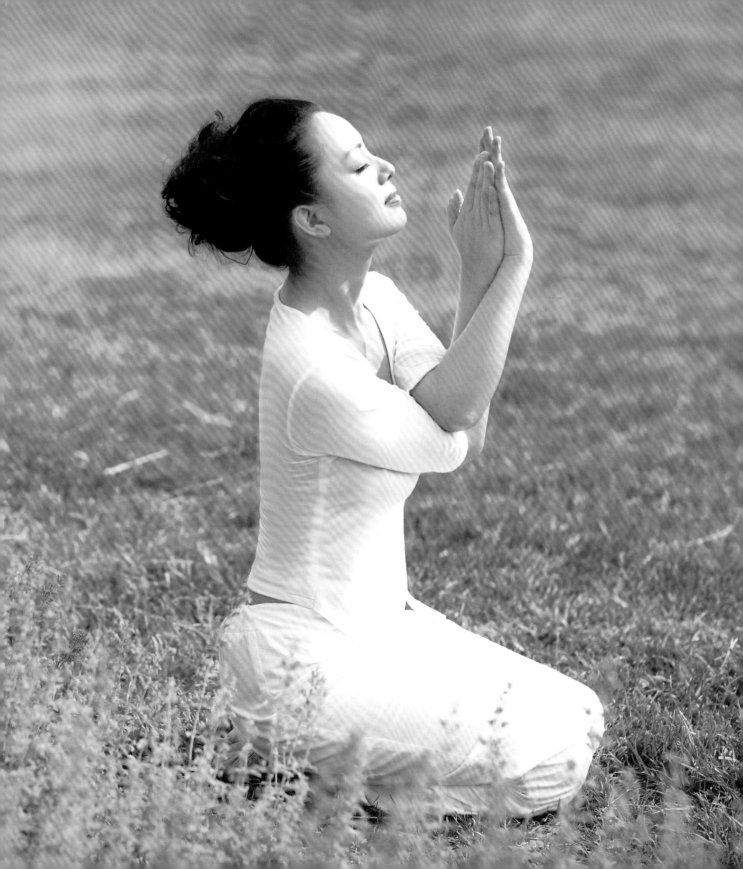

自　序

·

　　总有朋友致电问起：韩老师，你那本在当当上霸榜七年的《瑜伽：初学到高手》哪里去了？笑答，李杜诗篇万口传，诗家都觉得至今已然不新鲜了。首页一占七年多，二十多印，大家纵是不相厌，也总许芳林旧叶换新颜吧。说这话真不是矫情，因为关于这本书的再版我确是拒绝了很多次的。如同我拒绝很多书再版的理由一样，总觉得我出的每一本书都应该给读者朋友们一个新的话题，一次新的汇报。

　　然后要表达的就是感动并且感恩了，虽然一拒再拒，这些年也只拒掉两本再版。这本《瑜伽：初学到高手》（升级版）是我第六本再版作品了。

　　真的是感恩啊！

　　对于出版者来说，在当下市场、成本、竞争、渠道认可等层层考量下，决定一本书是否再版，不但需要足够的眼光、胆识和风险意识，还需要背负更大的压力。

　　对于读者来说，光阴的流逝，足以带来忘却或者改变，更别提有那么多新的风景等着采撷。将一本旧作从故纸中唤醒，不但需要鉴赏力、爱与情怀，还需要一次重复的购买。

　　这些，也是我拒绝再版的理由呀。

　　可即便这样，这本书也在读者的召唤和编辑的力争下再版了。我真的泪目，因为对于一个作者来说，这是比得奖更让人兴奋的嘉勉。

　　所以，我亲爱的读者们，我"相爱相杀"的编辑们，给我机会的江苏凤凰科学技术出版社，以及所有为这本书努力着的朋友们，请接受我深深而又卑微的顶拜，接受我恭诚的谢意与敬意。唯愿以更多的服务回报大家的信任与关爱。

　　NAMASTE（合十礼）。

韩俊

2018年7月28日

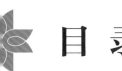

目 录

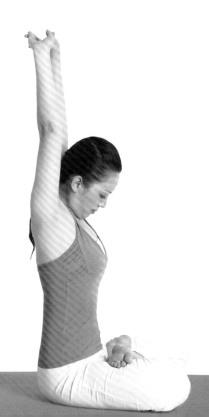

PART 3
入门课程

适合初学者的10个简易姿势

PART 4
初级课程
体验瑜伽的惊喜

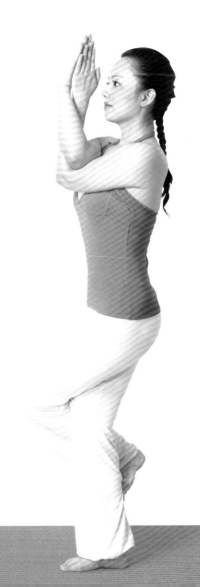

PART 5
中级课程
解放身体，收获健康

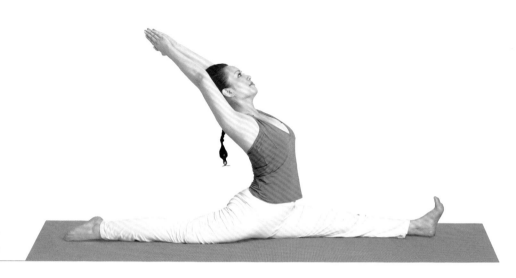

PART 6
高级课程
让心灵更自由

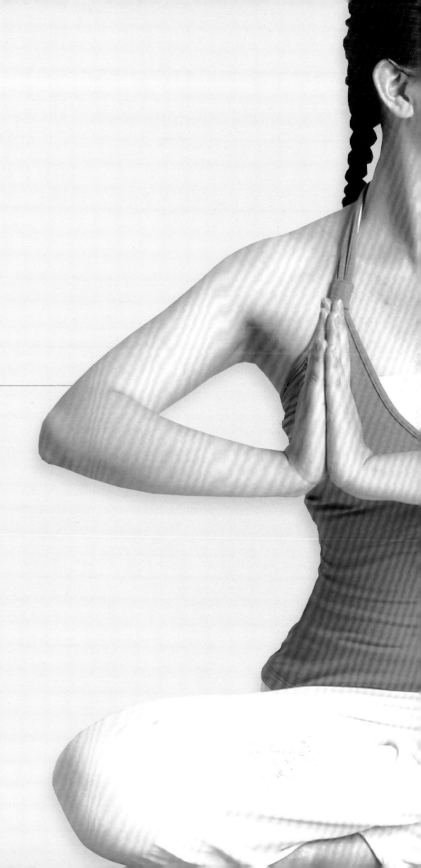

PART 7
领悟
瑜伽精髓

附录

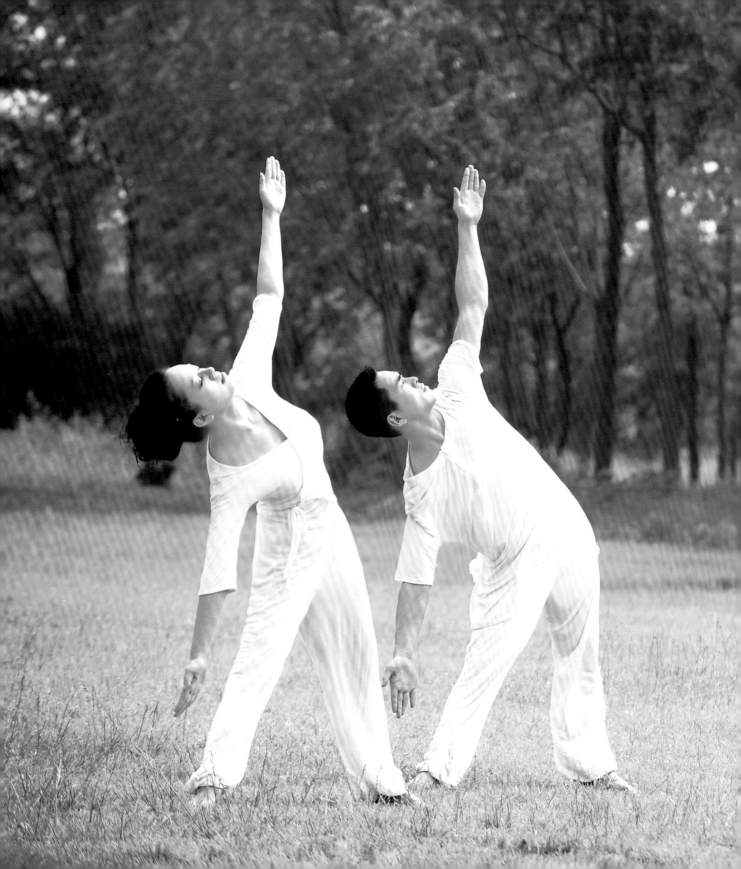

PART 1
瑜伽
受益终生的完美运动

瑜伽是起源于古印度的哲学，我们现在所习练的瑜伽就是经它演变后的包括运动体操、心理调节、心智开发、个人卫生、健康饮食在内的一整套健身法，使我们达到身心和谐、天人合一的境界。

瑜伽是一个长达一生的旅程，现在就让我们一同起航吧！

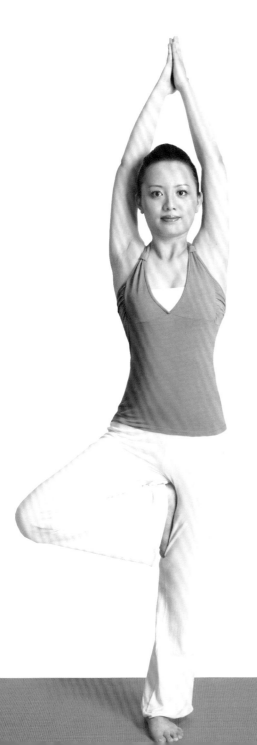

穿越5000年的生活艺术

瑜伽之道，就是生活之道

说到瑜伽，就不能不提及瑜伽经典著作——《薄伽梵歌》。《薄伽梵歌》是梵文史诗《摩诃婆罗多》的一部分，讲述的是距今约五千年前，在一触即发的一场大战前，大神施瑞·克尔史那教导王子阿尔诸那如何解决所面临的危机和心理压力。克尔史那所启示的智慧就是——瑜伽：

"瑜伽不是为那些暴食的人所准备的，也不是为那些禁食的人所准备的，它不是为那些贪睡的人准备的，也不是为那些总是熬夜的人准备的。通过适度的饮食和休息，有规律地工作，协调地起居，瑜伽能消除一切痛苦和悲伤。"

——《薄伽梵歌》第六章

这真是一本独特的书，两军阵前，生死之间，面临巨大的心理压力，得到的启示竟然是饮食、休息、工作、责任等生活的细枝末节，看上去真是荒谬。然而，五千多年过去了，克尔史那的话语却给予无数人战胜各种困难的力量，尤其是在今天，克尔史那对生活艺术般的教导，更是成为身心疲惫的都市人的灵丹妙药，给现代人带来了无穷的动力。

克尔史那告诉我们：瑜伽之道，就是生活之道。它发掘生活的点滴来映照人类的心灵，讲究和谐与稳定。它引领我们不断向内，反观自身，向着那似乎不可知的地方不断地探索，直至找到生命每一次真实的悸动。

身心和谐的实践艺术

　　瑜伽的修行促进身与心的平衡，在最初，我们通过学习正确地运用身体使它达到最大限度的和谐。通过持之以恒的练习，我们净化和加强身体的每一个细胞。这样的结果就是，每当面对生活中各种可能的危险时，身体会自动释放它的潜能，避免我们受到伤害。在此基础上，瑜伽通过对身体的保护逐渐使人更加自立和自信。

　　"怎样使用身体，会影响到我们的心灵和意识。"这是瑜伽课上常会听到的一句话。当我们认真地关照身体的每一个细微动作时，就是培养认真、耐心、勇敢、尊重和欣赏力的过程。当我们以同样的态度善待自己时，内心就会发生奇妙的变化。诚然，体位练习不等同于完整的瑜伽训练，但在每一个姿态的流转间，我们便不经意地接受着天地教化，生命的质量也在不断提升。

结一个简单的瑜伽手印，拇指与食指相触，将思绪放缓，让自己放松、沉静，为生命注入新的能量。

天人合一的和谐之旅

　　当我们开始修习瑜伽时，举手投足间已经开始符合生命本初的道理。举个例子：做体位时，教练说要从左面开始，不要以为这只是一种约定俗成的练习顺序，其实这里面也蕴含着科学道理。因为根据中医理论，左边是生发，右边是收敛，有生长才会有收获；左边为肝气，主血，右边是肺气，主气，气为血之帅，气走得比血快，所以先动左边，才能左右平衡。还有两脚分开，与肩同宽。分开不就行了吗？为什么还要与肩同宽？这是要让大腿内侧的肝、脾、肾三条经脉处于自然开启状态，当然，分开的宽度不同，对经脉的刺激也不同。如果不能领悟，练习对身体本质的健康没有任何意义。

　　瑜伽之道，就是生活之道。它不用大概念压人，而是发掘生活的点滴来映照心灵。当以上这些行为变成了习惯，自然地体现在生命里，就成就了所谓的瑜伽境界，也就是古老东方哲学里的"天人合一"。

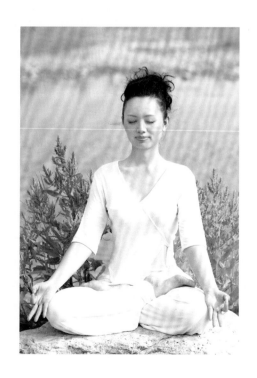

瑜伽带给生活的启示

瑜伽是一门仁术，它源于一种根本的、深沉的爱，源于一种沉静的力量，而这些，又被瑜伽落实在了无数的生活细节上。在诸多的瑜伽生活习惯中，现选择了施化难陀大师的20条指引，包含了所有瑜伽生活习惯的要义。

1.清晨时段：如果你有晨练习惯，最好每天清晨四时起床（按中医的经络流注养生来讲，初学者最好是五点以后），在这个时段进行瑜伽练习能迅速获得最大益处。

2.体位法：选用莲花坐、至善坐、平常坐其中一种坐姿来进行唱诵或冥想，面向东方或北方，时间慢慢增加。修习倒立与肩立来保持健康与能量。经常做轻松的体位运动。做20个舒适的呼吸法，修习呼吸法时不要让自己过劳。

3.唱诵：可持诵任何瑜伽语音，例如单纯OM声，又或其他，这要视个人的喜爱与倾向。

4.饮食：尽量进食新鲜原始的食物。放弃过多的调味料。注意不要过饱。每年一两次放弃自己最爱的食物十天。进食简单的食物，牛奶水果有助冥想。进食目的是维持生命。不要把进食视为享乐。不要浪费食物。非素食者可尽量减少吃肉，这对修行有很大的帮助。

5.冥想：给自己一个可以独处的空间，养成冥想的习惯。

6.研经：每天给自己1小时读好书的时间，并用纯洁的心思来反省。

7.提升内心：使用积极的语言，并可借助有效的格言警句保持积极心态。这会有效提升内心状态。

8.梵行（贞洁）：非常小心保存生命的能量，不可有不负责任的性行为。

9.善行：经常根据个人的能力做一些善事。

10.结交良朋：远离坏朋友、烟酒毒品、赌博与肉食。经常接近圣贤良善之人。

11.禁食：如果可能，可以养成定期断食的习惯。

12.念珠：把念珠随身带着，随时提醒自己读书唱诵。

13.禁语：如可能，每天给自己2小时禁语，在禁语时不打手势、不做表情。

14.言语纪律：无论付出任何代价都讲真话。少说话，说甜言（正面的话）。经常说一些鼓舞的话，永远不要说诅咒、批评或令人泄气的话。对小孩或下属永远不要疾言厉色。

清晨是一天中最佳的练习时段，来到空气清新的户外练习，更易收获平和而愉悦的心境！

15.**知足**：减少欲望。不贪婪、抱怨，过幸福知足的生活，避免不必要的忧虑，内心保持无所执着的态度。生活简朴，思想崇高。

16.**实践爱德**：不要以思想、行为和语言伤害任何众生。仁爱是最高的正法，以爱心、宽恕与慈悲来战胜愤怒，以仁慈爱心来侍奉贫病。

17.**独立**：不要倚赖别人，独立是最高的德行。

18.**自我反省**：临睡前反省自己白天所犯过的错，但不要为过往的过失而自怨自艾。要以积极的心态去纠正不良的行为。

19.**承担责任**：对自己实行末日化管理，记着死亡会随时降临己身，不要逃避责任，敬业尽责。

20.**牢记真理正途**：每日忆及自己所奉的真理。

诚然，不可能人人将上述20条放入日程表，或做到几近完美才开始练瑜伽。只要我们每天都在向好的方向进步，那生活就是美好而充实的。如果我们已经在瑜伽的道路上取得了一些进步，那要以宽容的心态建议和引导周围的朋友走向积极健康的生活轨道。

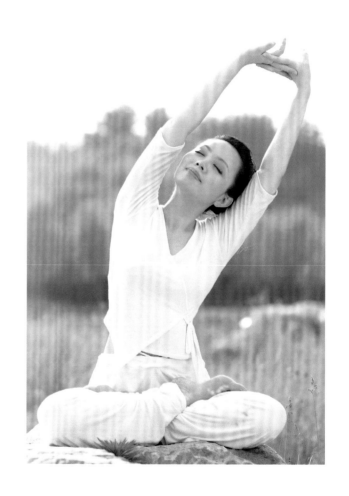

正确定义瑜伽

　　正确地理解瑜伽，就像在心灵的沃土里播下一颗智慧的种子。体位练习、呼吸控制，以至对于瑜伽的生活习惯的认同——所有这些实践技能，都会让这颗种子渐渐萌发，破土而出，直到开出灿烂庄严的瑜伽之花。我们可以在每天的瑜伽生活里，时时感受到自己的成长：身心的健康、和谐知性的生活工作、积极快乐的心态等。这一路走来，心中充满感恩、责任，并且时时闪现着智慧之光。这路程也会像美丽的风景，不断变化，新鲜可爱，让我们永远保持前进的动力。

瑜伽经典中的释义

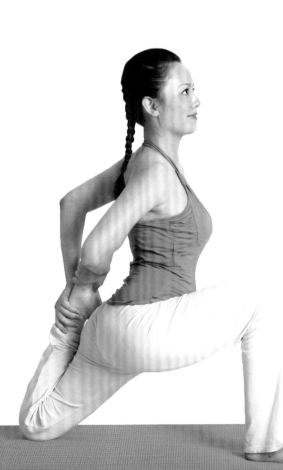

　　让我们先深入经藏，采撷下不同的瑜伽经典中给出过的瑜伽定义，聆听先贤们的教诲与开示。

　　沉着地去履行责任，放弃对成败的一切执着。这样的心意平衡就叫做瑜伽。

——《薄伽梵歌》

　　当感官静止，精神休息，心智不再摇摆不定，这种对感观和精神的稳定控制被称为瑜伽。

——《加德奥义书》

　　瑜伽是对识（chitta）与念（vrtti）的控制。

——《瑜伽经》

　　瑜伽意味着对身体、精神以及对真理的崇敬所有这些力量的驾驭；它也意味着对人类智力、大脑、情感、意志的规范；它还意味着精神的平衡，从而使一个人能够均衡地审视生活的所有方面。

——《甘地谈薄伽梵歌》

可能在珠玑美钻般的字里行间，我们看不到一点瑜伽体位的影子，看不到一点呼吸控制的迹象。但是，我们看到了有些词汇会反反复复地出现——控制与平衡。

瑜伽教会我们对待自体、生活与世界的方法。瑜伽在本质上是哲学，而且是印度哲学六宗之一。瑜伽哲学认为："虽身体康强非人生主要目的，但亦为其主要条件之一，故瑜伽行法不能置身体于不顾，而必须在物质方面加以调整。"

现代人眼中的瑜伽

随着时代的发展，瑜伽体位作为纯实用的事物更易为现代人所接受，人们可以在体位练习过程中看到最直观的效果，并增强人们对健康生活的正面信心。所以瑜伽在近代的盛行，无不依托于体位发展。

虽然瑜伽在本质上是起源于文明古国的哲学，但在一定程度上讲，近代瑜伽之所以能够席卷世界，要追溯到20世纪60年代，瑜伽传入欧美等发达国家后，掀起了一轮又一轮的瑜伽热，并迅速推广向全世界。现在人们接触瑜伽时，并没有想去研讨瑜伽哲学，而只是将它作为一种时尚的健身方式。

所以，可以这样理解瑜伽：瑜伽是起源于古印度的哲学，现在我们所习练的瑜伽则是脱胎于此的一种包括运动体操、心理调节、心智开发、个人卫生、健康饮食在内的极具功效的一整套健身方法。

但是如果从练习开始就能全面认识、综合练习瑜伽，把它当作以一定心理实践为基础的生活哲学，发展身心之间的理想平衡，那是最好不过的。

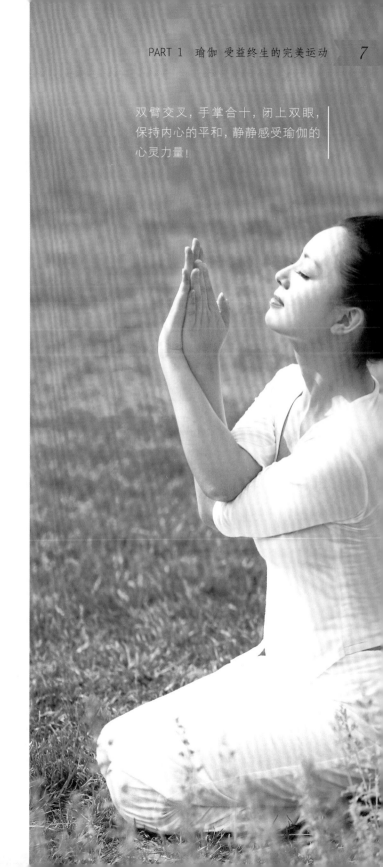

双臂交叉，手掌合十，闭上双眼，保持内心的平和，静静感受瑜伽的心灵力量！

解构瑜伽八支

印度圣哲帕坦伽利(Patanjali)的《瑜伽经》被认为是瑜伽行法的根本经典，这卷经文总共有185条简明扼要的箴言，分为四个章节。在第二章中，详细说明了瑜伽的八支：

这8个部分作为开发人的各种能力和实现各种幸福的方法，每一部分都被认为是不可逾越的。

1. 禁制Yama（道德部分）

2. 遵行Niyama（道德部分）

3. 调身Asana（肉体部分）

4. 调息Pranayama（肉体部分）

5. 制感Pratyahara（肉体、心理部分）

6. 执持Dharana（心理部分）

7. 静虑Dhyana（禅定）

8. 三昧Samadhi（定境）

道德是练好瑜伽的根本

前两部分是练好瑜伽的根本条例。禁制，是处理身外事情时必须遵守的戒律；而遵行，是专门为了保护身心和提高精神修养而设的。帕坦伽利认为，道德不好，心意不正，就不能达到瑜伽的最终目的。

我们将贝壳理解成自我；捡起并注意它——制感；你开始研究它——执持，被它吸引——禅定；从而将思绪融入大海深处——三摩地。

肉体部分的练习

在道德部分之上，就是我们熟悉的调身（坐法）和调息。练好这两项，肉体可以保持健康。

在坐法、呼吸法之上，就是制感，即控制感官，内视自我。这是一种切断所有知觉器官与外界事物联系的办法。

制感的功法主要有两种：一是闭上眼、耳的肉体的方法，一是不注意外界的心理的方法。另外，催眠术等，也是制感的一种。

心理部分的练习

修习到制感阶段，就要开始练习最后三部分的心理功法了。这三部分关系密切，不可分割，所以又统称为"总制"或"总御"。它们是从执持到静虑再到三昧（三摩地），也就是天人合一的境界，即瑜伽最高境界。

举个简单的例子：你在海边漫步，发现了一只贝壳，捡起它仔细观察，你会发现贝壳的很多形状，然后被它吸引，从而将思绪融入大海深处。

从初学到高手的三个阶段

学习瑜伽不同于现代的学历教育，要在规定时间学完什么。从根本上讲，它更像孔子对学生的教导与考核，只有一个总目标。瑜伽同每个个体生命密切相关，它只是让练习者不断努力去无限接近真理，获得心灵的快乐，找到自己的坐标。在这个目标下，我们只要按照瑜伽的八支不断修正和练习，发展和协调身体、精神、心智以及自我。这练习不仅是身体上的体位、呼吸、收束、契合，不仅是博览经典，勤习理论，更要有精神的投入，将修习瑜伽的收获同每天的生活结合在一起。

有句话说得好："瑜伽是一个长达一生的旅程。"作为一个初学者，建议按照以下的目标，分阶段、脚踏实地去练习，逐渐接近自己的目标。

第一阶段：体位入门

遵循瑜伽的练习原则，从简单的体位开始，认真地关照自己身体，从每一个细微的动作到最后姿势的定型，慢慢学习着关照、逻辑与耐心。当我们在极限的边缘保持动作时，与身体的对话中，我们学习着让双方利益最大化的谈判技巧，当我们手忙脚乱，执着而不得的时候，静下心来，让我们想想尺有所短，寸有所长。当我们能够从容坦率地说，这个练习是我做不到的。我们学会了真正的勇敢，找回了健康美丽与自信。

第二阶段：掌握自己的生活状态与情绪

随着体位练习的深入，应该尝试着加入呼吸、收束等练习，并试着更多地了解瑜伽的理论普及知识，包括运动安全常识。当我们可以静静地安坐，能够观看到自己每一次呼吸，我们学会了欣赏与尊重，内心少了一股燥气，气度上多了一份真正的从容与安闲。这时候的自己可以感受到生活状态与情绪把握在自己手里，这是何等舒畅。

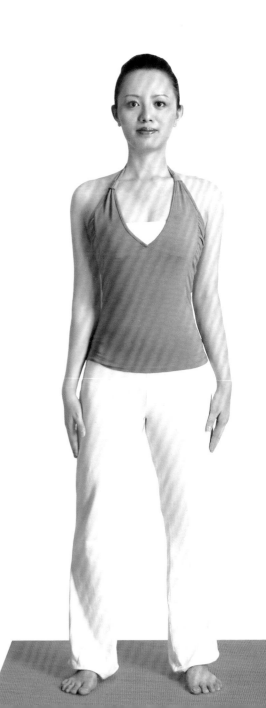

第三阶段：让心灵更自由

开始加入自我认知和初级的冥想训练，如果感兴趣，可以找些瑜伽经典与东方医学理论的书籍来看。你会发现，明晰纯净的思想与积极快乐的生活并不相悖，可以更多地看到别人的优点，了解别人的心情。周围的环境变得融洽和谐，身体也在瑜伽中得到净化与加强。正如瑜伽的八支中提到的"禁制"与"遵行"，虽然这两者本应是练习瑜伽的基础，但由于在近代，瑜伽是依托于体位发展而盛行起来的，所以现在反而是把它们归类到了练习瑜伽的第三阶段，成为长期练习瑜伽所得到的思想馈赠。

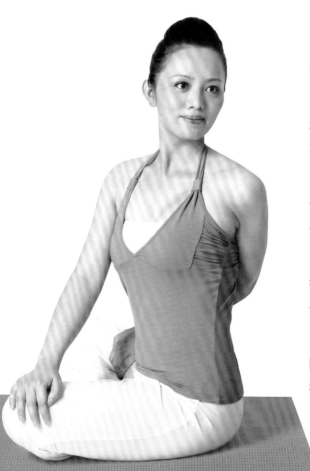

禁制：

1.非暴力：不对其他人施加暴力。不轻易地伤害别人。这伤害包括身体上的和语言上的。与非暴力一起的还有超越恐惧与愤怒。

2.不盗：这一条除了告诉我们不要去偷窃别人的东西以外，还旨在告诉我们不要盲目心生比较，从而做无谓的嫉妒。不要把不属于自己的东西放在自己的生命里。

3.正直（实语）：思想与言语，言语与行为达成一致，诚实守信，不口是心非。懂得管住舌头的人已经赢得了自我控制的很大一部分。

4.梵行：意即清心寡欲，相当于佛教的"不邪淫戒"。这条戒律，与佛教一样，对一般人要求宽，对专门的修道者要求严。它的设定，主要是使人不要把精神放在感官享乐上。

5.不贪：类似中国文化的知足与惜福。常存感恩心于天地之间，就会显示出对任何发生在自身上的事情保持自足的能力，获得内心的安宁。

遵行：

1.清净（身心纯洁）：身心始终要保持清净。瑜伽所说的身体清净，不仅指外部的清净，呼吸器官等内脏器官、体液、神经、心理、潜意识等的清洁也包括在内。这些器官组织及意识经常保持清洁，就可以保持无病和理想的健康。单练瑜伽操虽可解除便秘，也能防治其他一般的病症，但是，身体的健康和精神的健康是不可分割的，所以也必须同时保持心的清净。

2.知足（内心平和满足）：对自己周围的人和物，要学会和谐相处，因为对所处环境无所抱怨，至少可以免去有害无益的烦恼，但是，这与维持现状这种消极的想法并无直接联系。当然，知足的好处并不仅限于这些消极的方面，它还是充实生活的基础。如果忘了知足这条戒律，对现状总是不满，总是怨天尤人，就会得病或者失去立足之地。因为社会上的真正的进步，只有靠知足的人们的努力才能达到。

3.苦行：这条要求人们练习吃苦。瑜伽经典规定"要能吃苦"。养成耐寒暑、耐饥渴和坚持长时间静坐等耐力。养成对良好习惯和正确认知的坚持，不仅对练瑜伽，而且对定好人生道路也是非常重要的。苦行的方法多种多样，从断食和持之以恒的苦修到对师长的尊重、对积极心态的保持皆在其列。

4.读诵（研经）：这指的是阅读经典或者朗诵经典名句。练瑜伽时都要喊"奥姆"，认为这是"神圣的声音"，此外还要朗诵各种"句"（佛教叫"真言"）或"神名"等。此外，阅读瑜伽经典，也属于这条规定。不过，著作的选择要以能增长知识、提高精神修养和使人向上为准则。

5.自省：必须对自己所求的目标、自性有信心，始能克服日后一切困难与幻境。

如果您想在瑜伽的道路上继续前进，可以试试看是否接受瑜伽的思想，当然，这完全看您自己的决定。

在一片绿草如茵的草地上，尽情地伸展自己的身体，撇除杂念，清净自己的心灵。

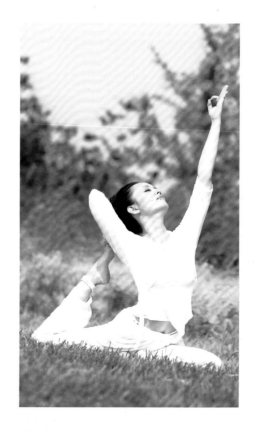

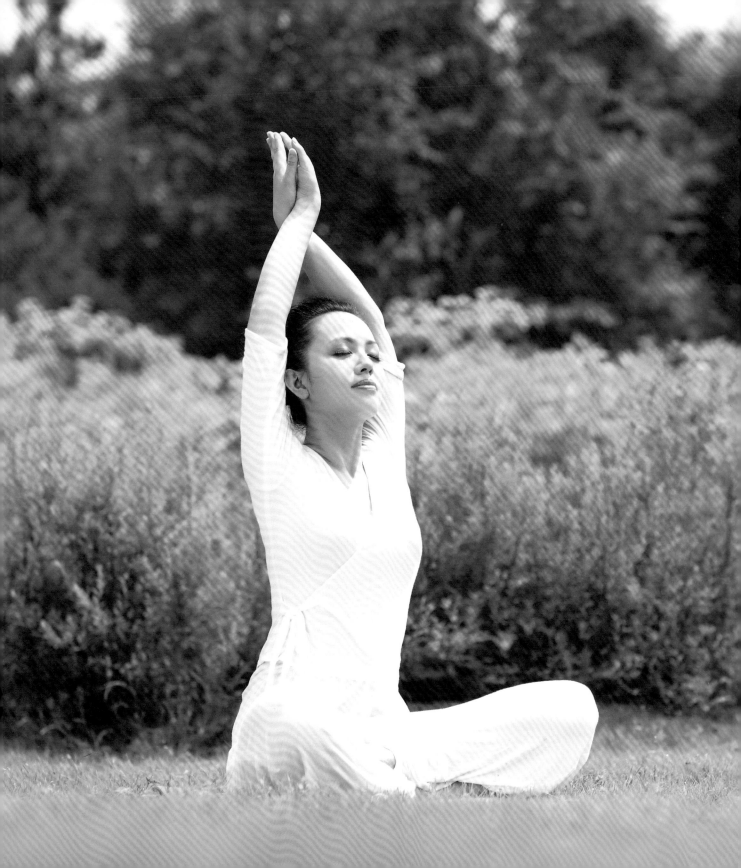

PART 2
初学者
这样开始

　　开始瑜伽练习是一件让人轻松又愉快的事情，但这并不意味着可以率性随意地开始，在练习前，请参照本章的内容检查自己的准备情况，从简到繁、从易到难、循序渐进地进行练习。你会逐渐体会到瑜伽给我们的身体带来的启发。

了解自己

不是任何身体状况都可以进行瑜伽练习，有些状况下，你可能需要私人教练，或者不适合进行体位练习。

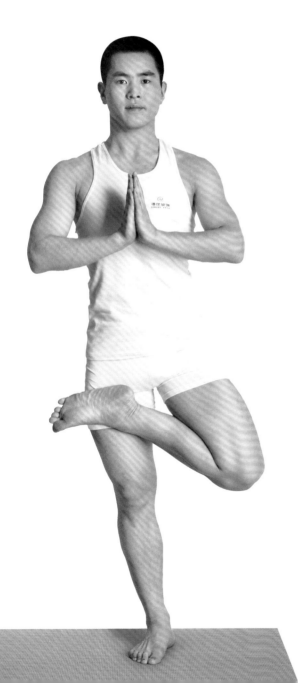

适宜练习的情况

脊柱没有严重的损伤，比如椎骨增生、椎间盘突出、椎管狭窄、骶骨腰椎化等问题。

不属于手术后3个月内。

没有严重的骨质疏松或外伤。

无急性、传染性疾病。

需要医生或教练指导的情况

如果年龄过大或是有任何严重疾病，最好先咨询医生，再决定是否可以开始瑜伽的练习。记得在开始训练前请教练详阅医嘱。如果是自行练习，请医生明确告知哪些动作不可以练习。

一般的状态下，血压超过180/100毫米汞柱，糖尿病、动脉硬化、严重的心脑肾综合征、美尼尔综合征等状况，不要盲目练习，找一位合格的私人教练更为稳妥。

如果正在服用处方药物或是有家族遗传性疾病，一定要告知教练。如果是自行练习，请先明确处方药的不良反应。因为在瑜伽训练中，由于瑜伽的排毒作用，这种不良反应可能会更明显，如果是这样，需要停药或是停止训练。有些练习可以有效控制某些遗传病的病情，可以有针对性地提高练习效果。另外孕妇或是正在哺育宝宝的乳母，最好暂时不要开始瑜伽课程。

注意身体的感受

练习时始终将注意力放在身体对动作的感受上，以感觉到伸展或收缩为宜。在动作定型后保持2~4个深呼吸或自然呼吸。如果体力不支或是颤抖，请暂停练习。如果身体没有不适，但出现了自动屏息，那么仍需要调整动作，使其更容易完成。

要做到始终控制动作，能够清楚地知道身体的某个部分正在做什么，哪些动作完成了最后的姿势。开始练习时要放慢或夸大这种感觉，如果不能做到对每一个细小的动作了若指掌，那就不要加快节奏。从定型动作收功时，请按完成时的步骤反向回溯。

不可忽略的小细节

练习前认真阅读教材或者听从教练说明，明确所要进行的动作有无不良反应，有无自身不可以练习的警告。如果身体有不可练习某姿势的情况，一定要暂时放弃这个练习，不要逞强。

自行练习前，一定要认真阅读教材，了解姿势，在做动作的时候更是如此，一定不要被其他想法分散注意力。

练习时，身体有时会发出咔咔的响声，这可能是轻微的增生，也可能是软骨或者滑膜有点"不高兴"。只要没有任何其他不适，就不用担心，只要不对抗身体，在能活动的范围内缓慢、有控制地完成动作就可以了。

不要过分地练习身体的某一方向或部位，记得有向前就要有向后，有左就要有右。否则，身体会变得不平衡。

如果在做某一个姿势时身体剧痛，请立即停下来。如果经教练指导后疼痛依然继续，请短期内不要再做这个动作。自行练习时，宜咨询医生或专业教练。

如果练习后出现肌肉紧绷、酸痛，需要进行冰敷和按摩，这是迟发性肌肉酸痛。蒸桑拿只会加剧疼痛。

不论春秋冬夏，进入瑜伽练习前都要等身心适应了周围的环境再开始。

以上注意事项只适合古典瑜伽练习者，如果要进行其他练习，需要另行参照相关事项。

练习时要保证身体的平衡，不能一味地往一侧推移，而忽略另一边的练习。

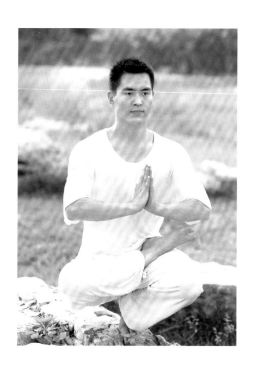

找到适合的瑜伽流派

当你准备为自己选择瑜伽练习时，可能会听到一些哈他瑜伽、王瑜伽等不同流派的信息。其实它们只不过是侧重的方法不同，根本目的仍然一致。根据《薄伽梵歌》记载，以下几个流派一直被格外关注。

王瑜伽：又称为八支分法瑜伽（Raja yoga）

王瑜伽的特点可归纳为：制心之道，冥想之道。它并不强调过于繁复的体式，而更多关注于精神之旅。可以说，王瑜伽是通往瑜伽巅峰的必由之路，而其经典之作，就是伟大的《瑜伽经》。

哈他瑜伽：又称诃陀瑜伽（Hatha yoga）

这个流派的特点可归纳为：强身之道。它认为欲要强心，先要强身，充分利用瑜伽中的体位、洁净功、收束契合，以至呼吸调整，是注重体格锻炼方法的体系。可以说，哈他瑜伽是打开瑜伽之门的钥匙，其经典之作是《哈他瑜伽之光》。

智瑜伽：又称吉纳瑜伽（Jnana yoga）

智瑜伽的特点可归纳为：启悟之道。智瑜伽透过哲学的探讨与思辨，提倡培养反观内视的知识理念，进而收获神圣的知识。

业瑜伽：又称实践瑜伽（Karma yoga）

业瑜伽的特点可归纳为：净心之道。业瑜伽认为行为是生命的第一表现，倡导将精力集中于内心世界，引导更加完善的行为。

巴克瑜伽：又称奉爱瑜伽（Bhakti yoga）

这个流派的特点是：爱心之道。这是最接近宗教的瑜伽流派之一。奉爱体系认为通过宗教情操的培养，得知真理的本质是爱，唯有内心充满大爱，才能与真理融合为一。

初学者如何选择

应该选择最适合我们身体发展的每个阶段的练习开始，即哈他瑜伽的体位，王瑜伽的精神，业瑜伽的态度，智瑜伽的思维，巴克瑜伽的情操。现代健身瑜伽不可能对某一个派系精益求精，能做到的是让练习易于接受，快速见效。所以，最直接的办法就是，把各流派中的易于掌握、成效显著的精华，组合在一起，为我所用。

必要的准备

物质准备

瑜伽的练习并不需要过多的物质准备，但是仍然有一些条件需要我们遵守，这些条件包括：

只要不妨碍动作，即使穿着职业装照样能练瑜伽。不过最好有一身棉、麻等天然织物制成的宽松舒适的服装。

进行跪或坐卧的练习时，需要有一张瑜伽垫，保证手脚在上面不会滑动，膝或者脚踝都不会痛。如果觉得练习坐、卧、跪的姿势时，身体同地面接触的部位有压痛，站姿的时候不易稳定，一定要更换合格的瑜伽垫，否则关节、骨骼容易受到损伤。

如果可以，在练习时最好赤脚，保持同自然的接触。

身上一切有束缚感的东西，在练习前都要除去，比如腰带、领带、手表、束身的内衣等。

练习的空间要能使肢体自由地伸展。

保持空气流通。不要有噪声干扰。

身体上的准备

练习前请尽量空腹。

训练开始前先如厕。

练习前后2个小时不要进食，除非另有要求，饮用流体最好也待半小时后再做体位训练。

除非另有要求，不要在练习前后半小时沐浴。

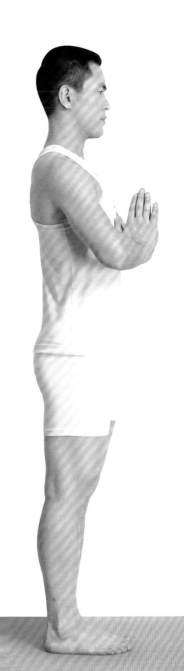

循序渐进，安全第一

从简至繁，从易到难

　　从身体能接受的最基础的练习开始，随着身体素质的不断增强逐渐提高练习强度，这种从简至繁、从易到难的练习原则不仅是瑜伽练习的安全方针，也是练习效果的保障。

　　举例来说，如果一个体位无论怎样也做不到，没有关系，试着放下它，回到每天的基础训练里。就这样过上一段时间，某天你会惊喜地发现那个难以攻克的体位可以自然而然地做到了。这就是基础训练对身体的改变。

　　"循序渐进"也是每一次练习的指导方针。每次练习时，我们要让心情慢慢平静，让身体渐渐适应运动。这样做的好处不但可以避免运动损伤，更可以取得最好的成效。随时体会身体的感受，根据身体的不同状态适时地调整练习内容，也是循序渐进原则的一部分。希望以下的提示可以帮助习练者完成这一点。

　　首次训练时，最好从颈、肩、背、腰、髋、膝、肘、手腕、脚腕、指（趾）各个关节的灵活和肌肉的温和训练开始，随着练习的加深，在每节课的开始以各种形式进行这些练习作为课程开始前的热身。不要小看这些动作，它们就像细致的清洁工，将身体各个角落里的"积尘"清扫出来，让身体从根本上得到调理。

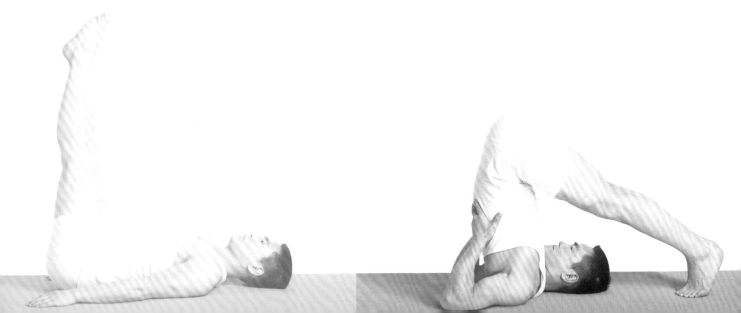

不要急于配合呼吸

在刚开始训练时，因为对动作还不了解，将体位配合呼吸对很多朋友来说是一件复杂的事情，请大家牢记瑜伽之父帕坦伽利给瑜伽体位训练制定的四字方针——舒适稳固。硬性地呼吸配合不但起不到应有的效果，反而会让身体不适。而且在初始训练中，课程安排里不会出现对呼吸有严格要求的动作，所以在刚开始训练时尊重自己身体，按身体的需要呼吸即可。不过需要提醒的是，除非有特殊要求，练习始终都要用鼻子呼吸。

不要在一开始就进行腹式呼吸等呼吸训练。呼吸练习中，最基础的就是腹式呼吸。但是，腹式呼吸绝不是吸气时小腹胀起，呼气时小腹回缩这么简单。一个标准的腹式呼吸教学要经过7个步骤，这需要循序渐进地练习才能做到。更重要的是，瑜伽八支分法规定，呼吸练习要在有一定身体练习的基础上才能开始，否则会发生诸多的不良反应，比如情绪上的过度亢奋或沮丧，体态的不良改变等。所以请在规律性体位练习开始1个月后再接触呼吸训练。

练习的频率

肌肉的调整适应期和迟发性肌肉酸痛的恢复期是3~7天，有氧运动产生效果的练习次数是每周3~5次，每次不能小于20分钟。所以，如果身体从来没进行过任何锻炼，请从每周1次开始，逐渐增加至2次、3次、5次。当身体逐渐适应并喜欢上瑜伽之后，就可以每天练习了。每日的练习时间也可以从半小时渐渐增加，直到可以按照自己的时间安排从容练习。

其他注意事项

如果可以，最好能保持每周3~5次的练习频率。哪怕是只能在忙碌的间隙保持某个姿势一会儿也很好，不过要想得到更好的效果，每次最好能坚持练习30分钟以上。

对于初学者来说，选择一些舒缓宁和的音乐作为练习背景音乐，有助于平静心情及专注动作，班得瑞的轻音乐、梵音佛乐、古琴乐、箫乐和埙乐等都是不错的选择。

如果不是私教训练，生理期最好可以暂停几日。

如果生理期一定要坚持自行练习，请不要将身体倒置，不要过于用力，这是为了防止有可能出现的子宫内膜异位。在做所有可能将骨盆倒置的训练动作时（比如双角、金字塔等体式），在骨盆与地面平行时保持姿势即可。

每组练习开始和结束时都不要忘记让身体静下来，休息，并且有节律地呼吸。

每次练习尾声要有冷身训练，结束后也要以仰卧放松姿势休息，以保证身体的良性能量分配。

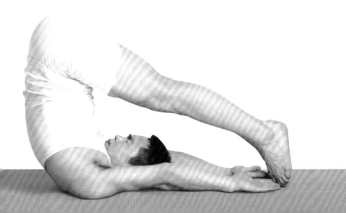

避开7个瑜伽误区

现在，有不少人揭批瑜伽练习对身体造成的损伤。其实，所谓的"瑜伽病"是由于某些教练或练习者对身体结构和运动常识缺乏了解，同瑜伽本身无关。

误区*1*：

不了解身体，不按运动医学的要求练习

针对瑜伽而言，以下几条注意事项一定要遵守。

做弓步或下蹲、扭转等练习时，如蹲功、战士系列、新月等，膝盖始终不要超过脚尖，与脚尖在一条直线上。身体重量要放在两腿之间。这样做可保护髌骨、半月板和膝关节区域韧带，以及避免股神经损伤（受伤时表现为，下楼或落座时膝关节发软或疼痛，跳跃时膝关节疼痛加剧，大腿外侧无知觉，盘坐时膝关节疼痛）。

做躯干超伸①练习时，如骆驼、眼镜蛇、上狗，不要过分后弯，收紧臀部、腰骶肌和腹肌，感觉脊柱如春笋般向上伸展。然后打开胸和肩。不要耸肩，不要向前挺肚子，髋关节不要过度前推，以免站不稳。保证呼吸顺畅。这样可保护脊椎曲度和椎间盘（受伤时表现为，腰部某个点疼痛剧烈，久站腰部酸痛难忍，胸椎没有向后的曲度，胸椎、腰椎向后折弯的区域脊椎骨过度内陷，颈部不适等）。

做伸展练习时，膝和肘不要超伸，髌骨不要后陷，肘关节前的横纹不要前凸，保持腿与臂呈一直线，以保护膝关节和肘关节（受伤时表现为久站或做支撑动作时膝或肘会疼痛）。

支撑身体时，尽量全手掌用力，不要把重量压给掌根，以保护腕管和腕部软骨（受伤时表现为手指发麻，支撑时手腕疼痛）。

伸展髋关节时，保持骨盆中立位，比如做神猴式、舞王式，不要过度向外翻胯，避免下肢神经卡压综合征（受伤时表现为臀腿部无力或放射性酸痛）。

尽量少做弯腰时转动身体的练习，对于一些经典体位，如三角转动式、侧角转动式，尽量把动作分解成单平面完成，比如先俯下身体，再慢慢做水平转动，防止椎间盘受伤，避免膨出、脱位等（受伤时表现为腰部酸痛或放射性腰腿酸痛）。

双手合十时，不论向上还是向下，掌心相抵，不要让小指和掌心打开。这样做有利于安心收神，通和气脉。

注①：超伸，又称为过伸，取伸展过度之意，指肢体关节的活动角度超越矢状面的中心线。

误区2：

一味伸展，忽视肌肉力量及耐力练习

韧带和髋关节的肌肉就像是富有弹性的橡皮筋，包裹在骨与骨的联结处，让关节灵活转动。如果这些橡皮筋变松，那么关节就会无法支撑身体，骨骼也会因缺少肌肉的保护而更易骨折。而肌肉力量及耐力训练有助于恢复肌肉弹性，非常有必要在伸展后练习。

误区3：

死记硬背动作与呼吸的配合

瑜伽体位同呼吸的配合是有讲究的。比如做鱼、骆驼等练习时，为了减少体内压力，在动作定型和收功时都要呼气；而做猫功时会配合不同的收束法，所以吸气时抬头压腰，呼气时拱背垂头。对于刚开始训练的人，不宜过度强调呼吸与动作的配合，而应关注身体的感觉，跟着感觉去呼吸。

误区4：

新课程层出不穷，练习者盲目跟风

现在的瑜伽练习方法五花八门，越来越多，可并不是任何新课程都适合所有练习者。举例来说，当你发现班上绝大部分学员都能在短时间内完成动作，自己却只能勉强定型，动作衔接也很含糊，很明显，这个课程是不适合你的。

误区5：

汗流浃背才能减肥

瑜伽是养生功，讲的是养气，而不是耗气。所以汗流浃背、消耗体力的训练是不符合瑜伽要求的。反而是呼吸稳定，薄汗微濡的状态，减肥效果更好，也有利于养生。

误区6：

看心里的"幻灯片"就是冥想

很多人认为盘坐在那里，听瑜伽老师念"散文"，然后在脑子里给老师的散文来个诗配画，就算是冥想了。这样充其量是半催眠，或者只是用积极画面取代消极情绪的心理治疗。对于是否进入冥想状态，有一个简单的标准——思想是不是休息。当思想缺席时，冥想就开始了。这里的思想缺席并不是发呆或寂灭，而是"事来则应，事过不留，手中事多，心止事少"的境界。

误区7：

一上课就调息

一堂标准瑜伽课程，调息训练是放在体位和休息之后、冥想之前的。瑜伽认为，在进行系统的体位练习前，经络阻塞是客观存在的。体位中的弯、伸、扭、推、挤等动作可以有效地改善人体经络的畅通程度，使经络中运行的气血顺畅运行。在体位前盲目调息，就像在淤阻的河道中放水，有害无益。

暖身运动

　　瑜伽练习，包括每节课的训练都要循序渐进，每次练习的顺序是安宁身心→暖身→训练→冷身→休息。先来看暖身运动，这是一些简单的动作，使我们运动前的肢体关节更灵活，减少运动损伤的发生。做这些动作时，我们并不一定要一个一个单独来做，也可以把它们灵活地贯穿起来，作为一个小小的组合，在下面的练习中把这些简单的动作串在一起，作为热身的示范。

　　在后面章节中还有一部分入门体位，也可作为热身练习使用。暖身练习并不枯燥，随着身体状态的不断前进，可逐渐将一些身体适应度较好的动作作为热身动作使用。

手部练习 Hand Exercises

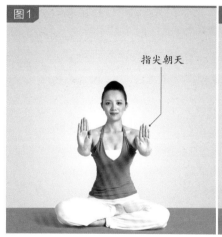

图1
指尖朝天

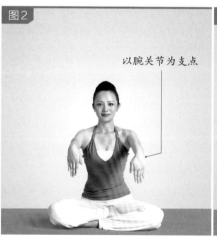

图2
以腕关节为支点

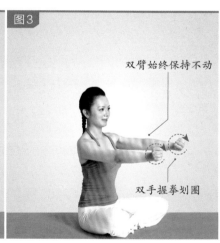

图3
双臂始终保持不动
双手握拳划圈

1 双臂向前抬起，前平举，掌心向前，压手腕，将手指向天举起 图1 ，保持两臂不动。注意动作要以腕关节为支点。

2 以腕关节作为支点，手掌向下，直到手指尖可以指向地面 图2 。重复8~12次。

⚠ 注意保持双臂和手掌不动，只保证腕关节上下活动。

3 将拇指放在掌心或者无名指下，握拳，双手顺时针划圈，然后逆时针划圈 图3 ，重复8~12圈。始终保持双臂不动，只是在活动手腕。

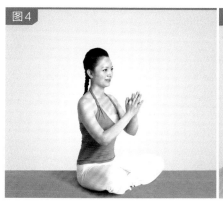

图4

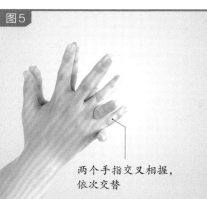

图5

两个手指交叉相握，
依次交替

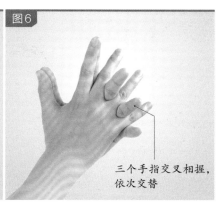

图6

三个手指交叉相握，
依次交替

4 打开拳头，反转掌心向上，弯双肘，双手在胸前合十。从小指开始，双手手指前后交叉活动 图4，每对手指做16次，一直到拇指结束。

5 从小指和无名指开始，双手指交叉屈握，然后依次是无名指和中指 图5，中指和食指，食指和拇指。

6 三个手指交叉屈握，依次是小指、无名指和中指 图6，无名指、中指和食指，中指、食指和拇指。

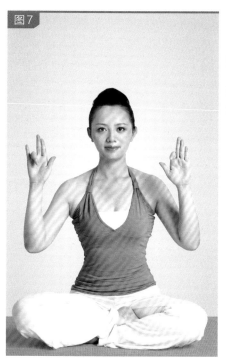

图7

7 打开双手，掌心朝外，将右手小指和左手拇指弯曲、打开，然后依次是右手无名指和左手食指 图7，双手中指，右手食指和左手无名指，右手的拇指和左手小指。重复练习8~12次。

⚠ 一个手指或多个手指活动的时候，其他手指应始终保持不动，这样才能充分体现控制。

练习收益 活动、放松、补养上臂、手腕和手指。按中医理论，人体12条主要经脉中，有6条起点在手上，而手骨一共有54块，它占人体骨骼的1/4还多。所以在一定程度上，对手指的灵活控制能体现出对身体的良好控制。

目标肌肉 双臂及手部肌肉。

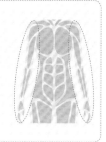

变体山式 Parvatasana

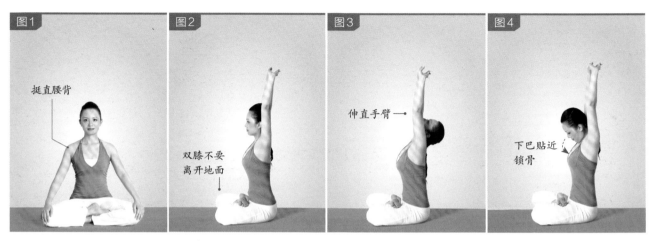

图1 挺直腰背

图2 双膝不要离开地面

图3 伸直手臂

图4 下巴贴近锁骨

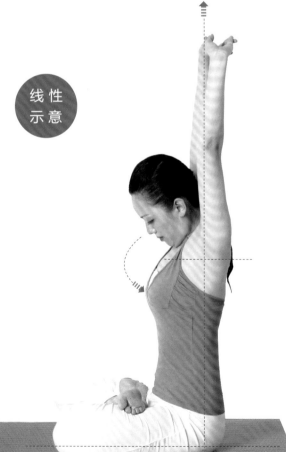

线性示意

1 以任何坐姿盘坐 图1 。

2 双手自体前十指交叉，吸气，上举，使两上臂贴着耳后 图2 ，双手引领手臂向上伸展。

3 吸气，翻转掌心向上，抬头看掌背 图3 ，稍停留。

4 呼气，保持脊柱挺直，向前屈颈椎，让下巴尽量接触锁骨 图4 ，舌抵后腭，正常呼吸，稍停留。动作中上臂和肩背保持挺直。

5 抬起头，将双臂自体前放落，将盘坐的双腿交换位置后重复练习。

练习收益 这个体式除具有采取盘坐所带来的益处外，还能强化神经系统，滋养颈、肩关节，胸部得到扩展，对腹内脏器也有一定按摩功能。向上伸展的手臂还可以带动上半身肌肉，有效热身。

目标肌肉 肩及躯干肌肉。

变体肩旋转式 Shoulder Gyration

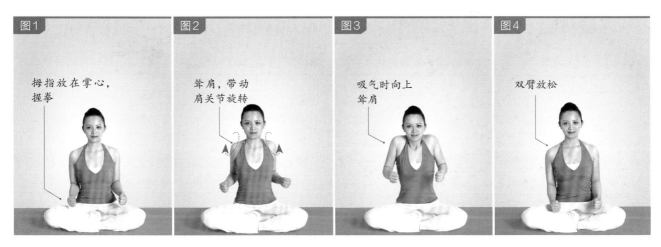

图1 拇指放在掌心，握拳

图2 耸肩，带动肩关节旋转

图3 吸气时向上耸肩

图4 双臂放松

1 保持身体稳定，将拇指放在无名指根下握拳 图1 。在瑜伽体位里面，握拳的方法基本如此。拳心相对，屈肘，两小臂同地面平行。

2 向上耸肩，带动着肩关节向前、向下、向后、再向上旋转 图2 ，感觉肩胛骨也在带动着动作。旋转6~8圈。

3 反方向旋转6~8圈。

4 打开双臂，放回体侧。保持双臂放松，吸气时向上耸肩 图3 ，稍停留。

5 呼气时双肩下沉，感觉肘尖带动整个手臂和肩膀向地面沉落 图4 。沉肩时请保证腰部稳定。

6 双臂自然放回体侧。

练习收益 这个体式可使双肩、上背更加灵活，舒缓了手臂的紧张。

目标肌肉 ①肩部及背部肌肉；②手臂肌肉。

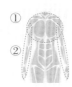

线性示意

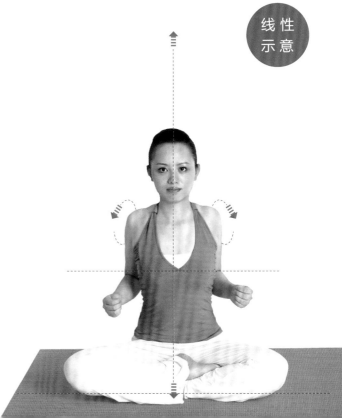

肩肘功
Elbow Exercises

线 性
示 意

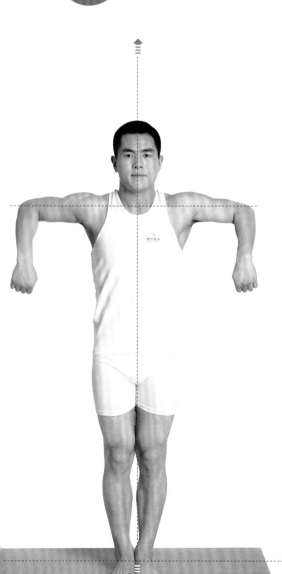

练习收益 可缓解肩膀和手臂的压力。由于压力消除和能量释放，许多人在练习中会有手臂和手指麻胀的感觉。这个练习放松肘关节，强健手臂肌肉，还有助于减少肩臂部的赘肉。

目标肌肉 ①手臂肌肉；②肩部肌肉。

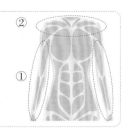

图1	图2	图3	图4
背部挺直	保持上臂不动	掌心朝向肩膀	小臂不要倾斜

1 保持身体稳定，双臂自体侧平举 图1，掌心向上，将拇指放在无名指指根下，握拳。

2 慢慢向上弯曲双肘 图2。注意保持背部挺直，上臂不动并同地板平行。

3 慢慢旋转肘部向前，掌心朝着肩膀 图3。

4 向下旋转，保持掌心向后。此过程中上臂平行于地板，上臂和小臂成90度，尽量保持双肩、前臂在一个平面上，不要将小臂向前倾斜 图4。如果打开拳头的话，十指应垂直于地面。

5 继续打开手肘，伸直手臂，掌心向后，两臂仍然平行于地面。

6 弯曲手肘，掌心向后，小臂垂直于地面。向前弯曲、旋转，掌心朝向肩膀，继续向上，掌心朝着耳朵，慢慢打开手臂和拳头，掌心向上。翻转双手，掌心向下，双臂放回体侧，深长呼吸，感觉肩臂充斥新的能量。

单臂风吹树功 Tiryaka Takasana I

不要使身体向前或向后倾斜, 初学者可以靠在墙上练习, 以便保证肩、手臂、脚跟、臀、后脑枕骨都靠在墙上。

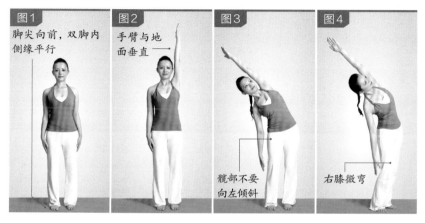

图1　脚尖向前, 双脚内侧缘平行

图2　手臂与地面垂直

图3　髋部不要向左倾斜

图4　右膝微弯

1 保持山立功姿势(详见第43页), 双脚分开与髋同宽, 也就是在两膝间可放下一只横着的拳头, 脚尖向前, 双脚内侧缘平行 图1。

2 吸气, 自体侧抬左臂向上伸展 图2。过程中手臂和手指始终保持伸展。

3 呼气, 向右弯上半身, 身体左侧从髋、腋窝, 直到指尖, 都在伸展, 髋部尽量不要向左侧倾斜 图3, 不要出现重量向一只脚转移的情况。

4 当左侧适应伸展后, 稍微弯曲右膝 图4, 感觉到伸展感进一步加强。

5 吸气, 回到步骤2。呼气, 左臂自体侧放下, 右臂向上, 重复练习。

练习收益 这个姿势可以平衡左经和右经的气息, 并且有助于放松身体, 去除侧腰的赘肉和脂肪。

目标肌肉 肩及躯干肌肉。

线性示意

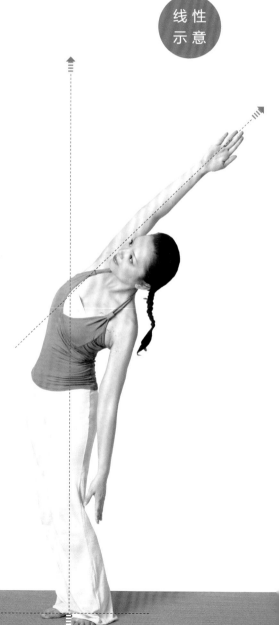

半闭莲变体 Ardha Padmasana II

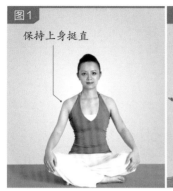

图1

保持上身挺直

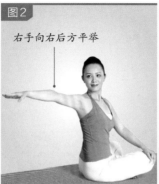

图2

右手向右后方平举

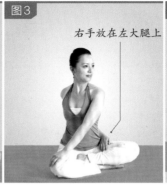

图3

右手放在左大腿上

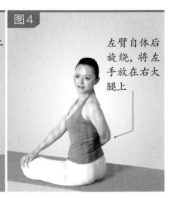

图4

左臂自体后旋绕，将左手放在右大腿上

线性示意

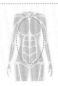

1 双腿交叉，简单盘坐。保持腰背挺拔，双手置于两膝上 图1 。

2 将左手放于右膝上。抬右臂，呼气时，眼随手动，在肚脐带动下使身体向右后方转动 图2 。保持腰背始终同地面垂直。

3 将右臂自体后旋绕，试着将右手放在左大腿上，眼睛注视左肩外侧 图3 ，保持此姿势，自然呼吸。

4 吸气时打开右臂，身体向前旋转，回到正中位置。

5 反方向练习 图4 。

练习收益 这个练习锻炼腰背，腹部器官也得到温和刺激。

目标肌肉 躯干肌肉。

脚部练习 Toe Exercises

1 坐在垫子上，双腿伸直，双手放于臀后半个到一个手掌的长度，手指指向脚的方向，挺直腰背，向后倾斜身体 图1 。你可以稍耸肩，以保证双腿的完全放松。

2 保持双脚脚踝不动，十个脚趾向前弯曲 图2 ，再向后伸展 图3 ，重复12次。腰背挺直，但可以稍耸肩，以保持双腿完全放松。

3 绷直脚背，将双脚脚趾尽量指向前 图4 。然后脚趾指向自己 图5 ，脚跟尽量向前。重复12次。

4 分开双腿，保持腿部放松，双膝不要弯曲。右脚以脚踝为中心点，做顺时针方向旋转。练习12圈后，反方向练习，之后交换左脚练习。在这个过程中，请保持双脚脚跟紧贴地面。

5 同时旋转双脚，在两脚的脚跟贴地的同时，尽量让脚趾也贴向地面。注意不要让脚踝伸展超过极限而扭伤。

练习收益 这个练习可以放松脚踝和脚趾，加强和补养小腿肌肉，同时消除双腿的紧张感。久穿高跟鞋的都市女性，练习这个姿势非常好。

目标肌肉 小腿及足部肌肉。

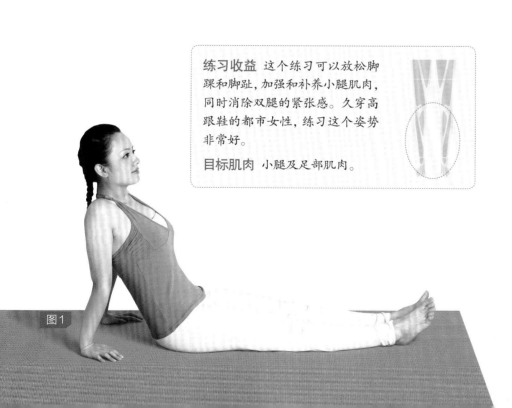

图1

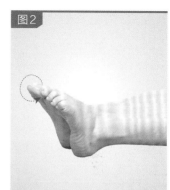

图2

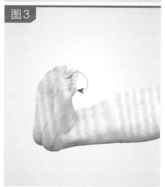

图3

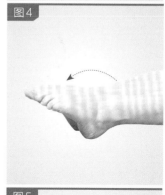

图4

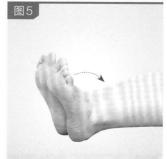

图5

膝旋转弯曲
Knee Rotation & Flexing Exercises

不要把腿部重量都放在双手上。挺直腰背，但不要影响到整个身体的放松。尤其要注意小腿的放松，不要绷紧小腿肌肉，要将注意力放在膝关节上。

练习收益 这个练习可以放松、补养膝关节，对膝关节韧带较紧的练习者非常有效，同时也能强健腹部和大腿的肌肉。

目标肌肉 大腿肌肉。

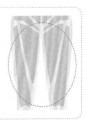

图1	图2	图3	图4

指尖相对，掌心向上

大腿贴近胸膛

伸直左膝

以左膝为支点，左小腿划圈

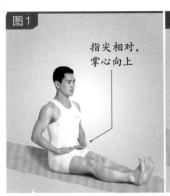 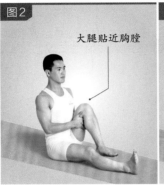 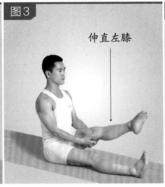 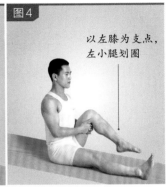

线性示意

1 坐在垫子上，挺直腰背，双腿并拢，向前伸直 图1 。

2 弯曲左膝，十指交叉，放在左膝窝下 图2 。

3 呼气时，将左大腿拉近胸膛。吸气、伸直双肘的同时，向前伸直左膝 图3 。呼气时收拢左膝，吸气时伸直左腿，重复12次。此过程需将注意力放在膝关节，同时尽量保持腰背挺直。

4 换右腿练习。

5 此练习的第二部分从步骤3开始，将左大腿拉向胸部，抬高左小腿以左膝为支点，顺时针方向划圈 图4 ，大腿和脚腕尽量不要移动，以左膝为支点，用左小腿划圈，做12次，然后反方向旋转。结束后，换右腿练习。

半莲花膝部练习
Half Lotus Knee Exercises

练习收益 对于很多无法完成盘坐的人来说，这是不可缺少的练习。双踝、双膝和双腿肌肉得到锻炼和放松，补养了大腿肌肉和髋关节，对腹部也产生温和刺激，减少相关部位的赘肉。

目标肌肉 大腿肌肉。

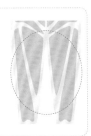

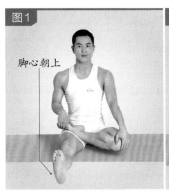

图1　脚心朝上

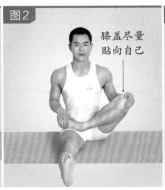

图2　膝盖尽量贴向自己

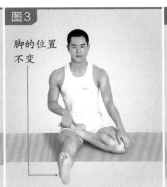

图3　脚的位置不变

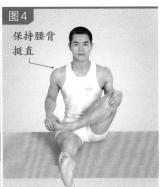

图4　保持腰背挺直

1　坐在垫子上，腰背挺直，双腿并拢，向前伸直。

2　弯曲左膝，将左脚跟放在肚脐下，脚心尽量向天。右手抓住左脚趾，左手放在左膝上 图1 。保持腰背挺直。

3　吸气，向上提起膝盖，尽量让膝盖贴向自己 图2 。

4　呼气时，向下按压左膝，尽量让左膝落到地面上 图3 。整个过程保证脚的位置并没有因腿的活动而改变，腰背始终保持挺直。重复下压和上提的姿势6~8次。

5　双手握住脚和膝 图4 ，把左小腿当作一支船桨，向前和向后划船一样地转动髋关节。先顺时针旋转12次，再逆时针旋转12次。

6　换右腿练习。

线性示意

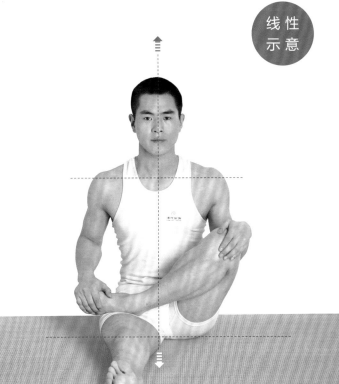

单腿背部伸展式
Jana Sirsasana

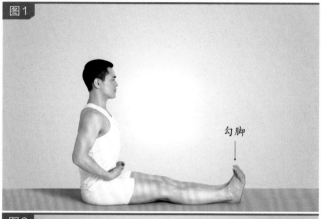

图1

勾脚

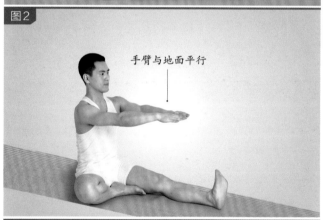

图2

手臂与地面平行

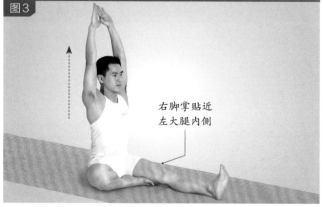

图3

右脚掌贴近
左大腿内侧

1 坐在垫子上，双腿并拢，向前伸直 图1，并挺直腰背。

2 弯曲右膝，在确保双臂在一个平面的前提下将右脚脚跟拉向臀，打开右髋，让右膝贴向地面，带动右腿外侧完全放落在地面上。右脚掌贴放在左大腿内侧，借助双手让右脚跟牢牢地抵住会阴。双手拇指扣在一起，食指相触，掌心向下，前平举 图2。

3 吸气，双臂向上，放在耳后，手指向上伸展，挺直腰背。勾脚掌，让脚趾尽量指向自己 图3。

⚠ 如果手臂发冷、发凉，请及时调整姿势，以免手臂上的神经线受压。

练习收益 人体最主要的神经线都在这个姿势里得到了伸展和滋养，历来被誉为完美的瑜伽姿势。生殖系统、消化系统、呼吸系统、循环系统都在该体位中受益，肾上腺、胰腺、胸腺、甲状腺等腺体也都得到保养，腰部赘肉也得以减少。

目标肌肉 ①盆部、股部、膝部肌肉；②躯干肌肉；③肩部肌肉。

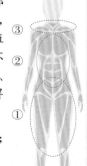

4 呼气，向前折叠身体，尽量做到小腹贴在大腿上，胸触膝，在保持脊柱自然曲度的同时让额头触胫骨，双手尽可能抓到最远的地方，如脚掌两侧，尽量使脚趾触碰头颅。将注意力放在眉心，双肘贴放在地面上，尽量向两侧打开，体会到背部的伸展。保持此姿势约20秒，尽量伸展背部。如果很容易做到，持续向前推送背部，用一只手抓住对侧的手腕，放在脚掌前面 图4。

⚠ 过程中始终保持勾脚掌，脚趾指向头颅，尽量不要弯膝，腿背面落在地面上。

5 吸气，慢慢地抬头，保持着手及手臂的位置。眼睛向上看，一节节椎骨地抬起背至极限 图5，体会脊柱的伸展，稍停留。

6 打开双手，收腰腹，有控制地抬起身体，双手掌心向下，食指相触，返回步骤3，稍停留。

7 慢慢放落双手，换腿练习。

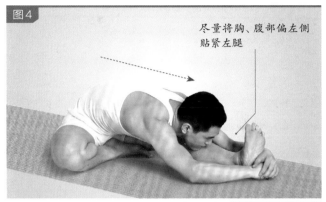

图4

尽量将胸、腹部偏左侧贴紧左腿

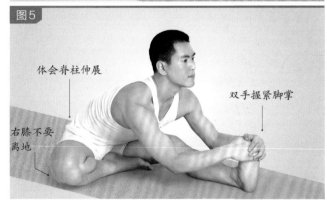

图5

体会脊柱伸展

双手握紧脚掌

右膝不要离地

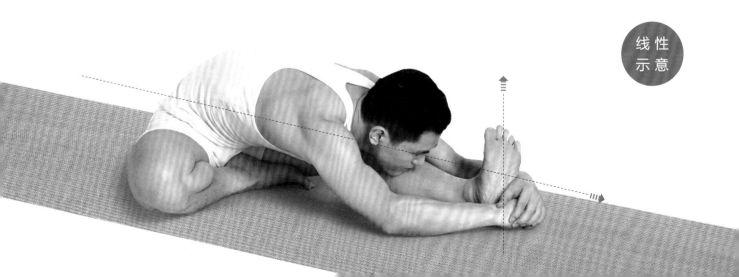

线 性
示 意

休息充分，能量充盈

　　每次体位练习结束后，一定要进行休息，让身心得到有意识的放松，身体能量恢复充盈，并在体内重新分配，绷紧的神经得到松弛，可以有效避免或减轻练习后可能出现的疲劳以及迟发性肌肉酸痛。

　　如果只是练习了一两个瑜伽体位，一般只需要回复到山立功（详见第43页），或者初始坐姿，深长呼吸，并感觉锻炼过的部位所带来的不同感受就可以了。

　　如果进行了系统的体位训练，就要以仰卧放松功（Savasana）来进行练习后的休息。如果精力更充裕的话，最好以瑜伽休息术来结束练习。

仰卧放松功 Savasana

　　仰卧放松功又叫作摊尸式、仰尸功，但它还有一个非常好听的名字，叫作"和平的姿势"。在著名的瑜伽典籍《哈他瑜伽导论》中有这样的描述："好似一具尸体背向下躺在地面上，这就叫作仰尸功。它消除由其他体式引起的疲劳，促使精神平静安宁。"所以体位练习结束后，都会以此作为必要的休息术，使身体自动疗伤。而且，它对神经衰弱、失眠健忘以及其他疾病患者，都是极有益的练习。正确练习后，人们会有充沛的精力，并且有很轻盈、长高了的感觉。因此，这个看上去最简单不过的体位，也是体位中最难的一个。

　　1. 仰卧。将后脑枕骨放在垫子上，保持头颅和身体在一条直线上。双脚的脚跟分开约30厘米，脚尖自然稍朝外，双手掌心向上，自然地摊放在体侧。闭上眼睛。

　　2. 放松。让身体按照自己的需要呼吸，感觉全身放松。保持这个姿势，直到身体许可的时间。

　　3. 伸展。起身时如果没有时间收功唤醒身体，在起身前像伸懒腰一样伸展一下身体，转成侧卧后再起身，也是安全的办法。

头部与身体成一条直线

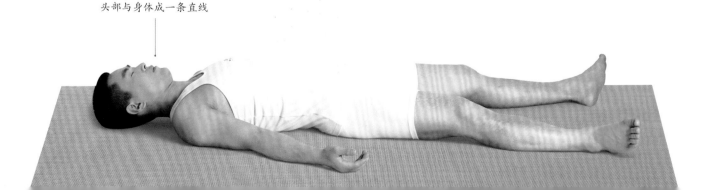

瑜伽休息术 Yoga Nidra

扫描二维码关注后回复"瑜伽初学到高手"观看视频

休息效果最好的当数瑜伽休息术,它是古老瑜伽中的一种颇具效果的放松艺术。"Yoga Nidra"的意思是完全集中导致的休息,但它与一般意义上的睡眠有着本质区别,因为在正确的练习中习练者可用意识控制它并且从意识中醒来。对于过于繁忙、缺乏睡眠的人来说,15分钟的瑜伽休息术就能使人恢复精力,睡前练习至自然入睡可充分提高睡眠质量。

瑜伽休息术练习都分为三个阶段:刚开始时可能只是进入深睡状态;经历过一段时间的练习后开始进入"Yoga Nidra"状态,也就是身体进入很好的睡眠状态,思想却是完全清醒的;当进入第三阶段时,身体和思维都是休息的,这时完全清醒的思想成了身体和感觉的控制者,它可以祛除身心疾病、纯净心灵,焕发太阳般的光芒,意识到整个宇宙与自己同在。这三个阶段并不是一经达到便固定在某处,而是根据身心的状态自行调整的。

一段完整的瑜伽休息术由6个方面组成:

1. 感觉身体的位置并放松。

2. 感觉呼吸。

3. 感觉身体的每个部分在放松,从脚到头移动。

4. 感觉脉搏,血液循环和能量的流动。

5. 通过积极的精神暗示来控制思维的波动,增加积极的潜能。

6. 感觉身体中宇宙的本质和宇宙的意识。

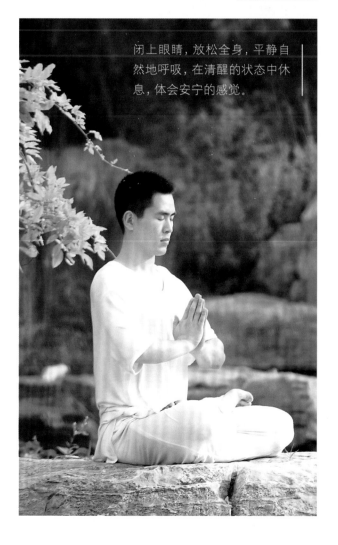

闭上眼睛,放松全身,平静自然地呼吸,在清醒的状态中休息,体会安宁的感觉。

练习注意事项

休息术的训练，通常只有经过系统训练的人才可自我练习，大多数人需要教练的帮助，也可以选择相应的休息术光盘来代替教练的引导。在选择引导光盘时，一定要先听，听引导的声音是否平静、安详、喜悦，自己能否接受这声音。带有过多个人感情的声音可能会影响练习者的心态。

练习瑜伽休息术时，周围环境要安静，避免直接吹风，光线不要太强，夏天练习时请关闭空调及风扇，室温偏低时则要盖好毯子。仰卧放松功是进行瑜伽休息术的最好体位，这是能使精神和身体完全放松的最有效的姿势。

深睡是瑜伽休息术的三个阶段之一，所以如果睡着是正常的事情，不要着急或沮丧。

如果练习中被声音惊扰，请调整好呼吸，继续进行就可以。如果要中断休息术，也请保持从容安定的侧卧起身，一定不能在惊慌心悸的感觉中匆忙坐起。

对于颈椎有问题不可以仰卧的朋友，可以在其脑后放置柔软而高度适中的垫子或小枕头。

做休息术时，人的心灵处于敏感状态，会有一些反应出现，但并不是所有练习者都会如此，随着练习时间的推移，心理状态的调整，这些问题也就会随之消失。

1 有些人会经历眼中有泪水，或是脸上浮现笑容，请不要放纵感觉或者刻意控制，只要保持旁观者的态度就可以了。

2 有些人会感到过热、过冷、肢体受到牵拉、肢体僵硬等，请关注仰卧放松的姿势是否正确。如果引导词没有问题，就要考虑是否思想在练习时散漫无归，并没有真正放松或停留在某个阶段，比如总是皱着眉头的人会在结束时感觉头皮发紧。

3 如果感觉肢体瘫软，可以活动肢体，调整呼吸或者请人帮忙移动体位。

4 自动形成风箱呼吸并伴随全身抽搐的练习者，在确定没有癫痫或心脑血管疾患的前提下，提示回到正常呼吸，并放松各部分肢体。

现在很多瑜伽课程，课程后休息术和收功只有10~15分钟。在这里，为大家提供的引导词和收功方法，适合目前多数瑜伽课程的时间安排。其中，收功方法并不一定要在休息术结束后才能做，这也是一套经络保健操，日常生活中可随时练习。

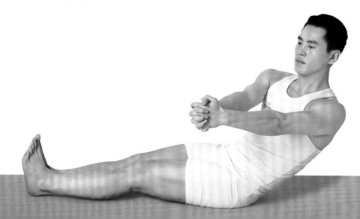
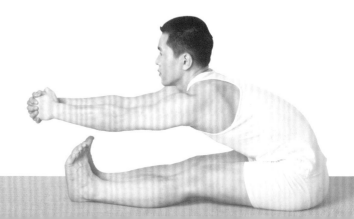

休息术引导词——走近自我

请仰卧在垫子上，头和身体呈一条直线，掌心向上，自然地摊放在体侧，脚跟分开约30厘米，脚尖稍向外。摆好姿势，闭上眼睛，停止身体外在的所有动作。感觉身体放松地躺在这里。（仰卧放松功是进行瑜伽休息术的最好体位。）

关注呼吸，感觉到呼吸顺畅，循环不止，这呼吸慢慢变得深长而均匀，每次呼吸都足以散布到全身的每个角落。

下面我会说到身体的不同部位，请在心里面感觉这个部位在放松。如果跟不上我的声音，不要着急，只需要跟上我所说的下一个部位就可以了。从双脚开始。

放松脚趾，脚掌，脚腕，脚跟。放松小腿肌和小腿骨。放松膝盖，膝盖窝，放松大腿肌和大腿骨，放松臀肌，骨盆和所有的腹内脏。放松上腹，肋骨，肋间肌，放松心、肺、双肩。放松上臂、双肘、前臂。放松手腕、手掌和手指。

将注意力移向腰骶，放松腰骶、下背、中背、上背。放松整个颈椎，每一节颈椎，每一节颈部的肌肉和韧带都在放松。放松整个头颅、头皮、额头、眉毛、眼眶、眼睛、上颌和下颌。因为放松，你感觉不到一丝紧张。因为放松，你会感觉到身体的重量，如同沉向海底，身体就这样向下沉落，沉落。

感觉身体的每个部位都变得很轻，比一根羽毛还要轻，轻得像海底升起的气泡，飘向海面，在阳光下如同白云飘向天际。感觉身体变得很冷，冰冷，仿佛在冰天雪地中，身上没御寒的衣服。感觉肚脐下的一个部位正在变暖，越来越暖，越来越热，逐渐灼热。这热量随着呼吸向全身每一个细胞蔓延，整个身体都暖暖的，很舒服。

现在，你仿佛是另一个人，看见身体正躺在那里。慢慢地，你走近自己的身体，走进自己的心，在内心深处，你会看到坚强、充满爱、智慧和宽容的真实的自己。然后，你和这个坚强、充满了爱、智慧和宽容的自己融为一体。

收功唤醒

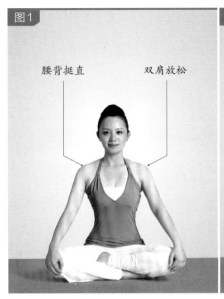

图1
腰背挺直　　双肩放松

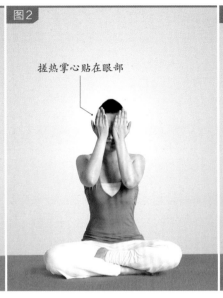

图2
搓热掌心贴在眼部

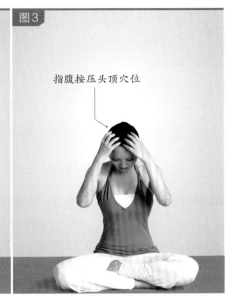

图3
指腹按压头顶穴位

　　请大家对身体保持高度知觉，对自己说，我知道我在做瑜伽休息术，现在我已经重新充满了精力和活力。

　　转动手腕和脚腕，对自己说，我知道我在转动手腕和脚腕。吸气，伸个大大的懒腰，对自己说，我知道我在伸展。

1 呼气时放松，慢慢转成侧卧，再次吸气时，有控制地坐起来，用喜欢的一种瑜伽坐姿坐好 图1 。

2 搓热掌心，用温热的掌心去温暖眼睛 图2 ，感觉眼睛吸收了这热量。按摩脸庞，用指腹轻轻弹压面部、额头、眼角、上颌、下颌。着重按压太阳穴、颌骨周围。

3 分开十指，指腹沿上发迹向后，按摩过每一寸头皮 图3 。耳后也要用拇指滑梳过，如果平日有失眠或紧张性头痛的朋友，请在头顶的百会穴四周（四神聪穴）着重按压。注意给自己一点温柔的力气。用左手绕过头，提拉右眼角，提拉并按摩右耳。

　　沿着右脑后枕骨下向下按揉，按摩肩膀、手臂后侧，再从手至肩按摩手臂前侧。

　　用拇指和其余四指拿捏肩膀，从肩到手按摩手臂，将拇指停留在手腕横纹的中点处，其余四指拿住手腕，上下活动。

　　按揉掌根、拇指下的大鱼际。拇指和食指内外相对，按摩手掌心的凹陷处，即劳宫穴。用左手的拇指第一指节，按摩左手的虎口处，即合谷穴。按揉每个手指的指根，提拉手指头。

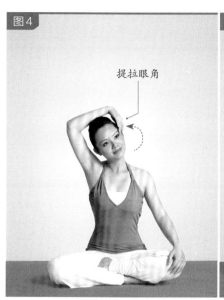

提拉眼角

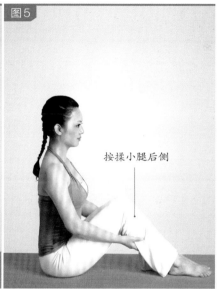

按揉小腿后侧

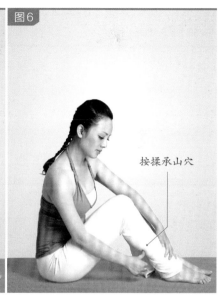

按揉承山穴

4 换右手练习。用右手绕头，提拉左眼角[图4]和按摩左耳。沿着左脑后枕骨下向下按揉，按摩肩膀、手臂后侧，再从手至肩按摩手臂前侧。从肩到手按摩手臂，将拇指停留在手腕横纹的中点处，其余四指拿住手腕，上下活动。按揉大鱼际。按揉劳宫穴。用右手的拇指第一指节按摩左手合谷穴。按揉每个手指的指根，提拉手指头。

5 甩动双手，打开双腿，从大腿开始按揉。掌心护在膝盖上，五指打开，再向下按压小腿。按揉小腿后侧[图5]和大腿后侧。

6 弯右膝，沿着右腿腿肚下中点（承山穴）往下按[图6]，依次按摩脚踝、跟腱、脚跟、足弓和脚背，沿脚心向上推，推到最硬的骨头下面（涌泉穴）。

按揉每个脚趾的趾根，活动一下脚腕，竖起脚掌，中指放在脚心处，向上提拉一下脚跟。

换左腿练习。弯左膝，沿着左腿腿肚下中点（承山穴）往下按，依次按摩脚踝、跟腱、脚跟、足弓和脚背，沿脚心向上推，推到最硬的骨头下面（涌泉穴）。

按揉每个脚趾的趾根，活动一下脚腕，竖起脚掌，中指放在脚心处，向上提拉一下脚跟。

慢慢地吸气站起，沿着腿的内侧捶打下去，再从外侧捶打上来，前侧捶打下去，后侧捶打上来。捶打肩、背、手臂，甩动双手和双脚，晃动身体。

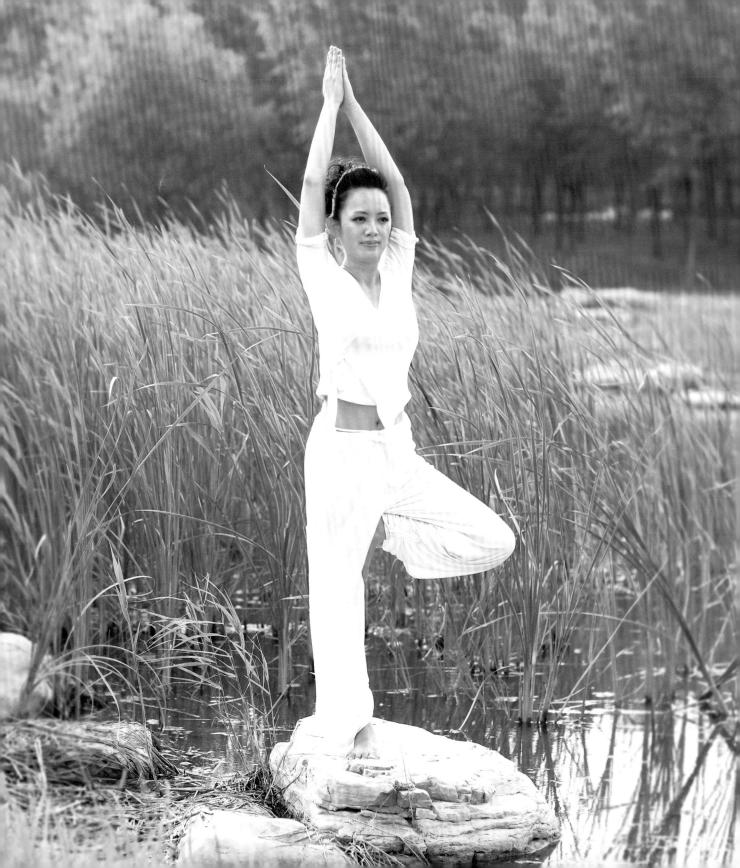

PART 3
入门课程
适合初学者的 10 个简易姿势

可能你已经下了多次决心——明天一定要去瑜伽馆。但可惜的是，每天还是要和心仪已久的练习失之交臂；可能你的家中已经积累了很多瑜伽光盘，却从来没有付诸行动。

其实，无论何时何地，每天只需一点闲暇时间，哪怕只有3分钟，就能收获时尚健康和快乐心情。本章所安排的瑜伽动作，最适合那些"懒人"一族，因为这些动作非常简单，你可以在客厅、卧室，甚至是走路的时候练习。

当你顺利地完成一个级别的每一个动作时，就会惊喜地发现，把它们联结在一起就是一堂流畅完整的瑜伽课程。

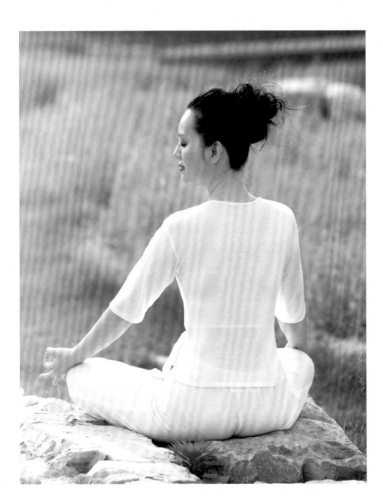

简单的自觉

坐：请大家以自己喜欢的坐姿盘坐在垫子上，感觉腰骶向上的力量。如果下腰骶处无法体会挺拔与力量的支持，就试着将双手置于髋侧，帮助支撑。如果觉得并不困难，就试着将双手手指并拢，掌心微凹，状若莲瓣覆于双膝内侧，指尖向下。闭上眼睛，微收下颌，让我们观看自己的每次呼吸，感觉在每次呼吸间，心境渐渐地安详；感觉在每次呼吸间，身体与周围的环境渐渐和谐融洽。

站：请大家以山立功的状态站在垫子上，闭上眼睛。如果闭上双眼让您觉得不够稳定，请微启双目，或将双膝分开一横拳宽，感觉身体稳定地站立。试着观看自己的每一次呼吸，感觉每次呼吸间心境渐渐地平和，感觉每次呼吸间，身体与周围的环境渐渐和谐融洽。

山立功 Tadasana

第一步

1 九点靠墙。

2 双脚内侧缘并拢，脚下六点（双脚的第一跖骨头，第五跖骨头和跟结节）均匀承重。

3 膝正对脚尖。

4 骨盆中立位（双侧髂前上嵴同耻骨构成的三角形同地面垂直）。

5 脊椎中立位（腰曲距垂直面二至三横指，肋骨后拉，下巴同胸骨上窝间可夹放一只竖起的拳头）。

6 肩带稳定（双肩舒展，向地面推送，感觉头像气球向天上飘）。

7 头颅端正。

扫描二维码关注后回复"瑜伽初学到高手"观看视频

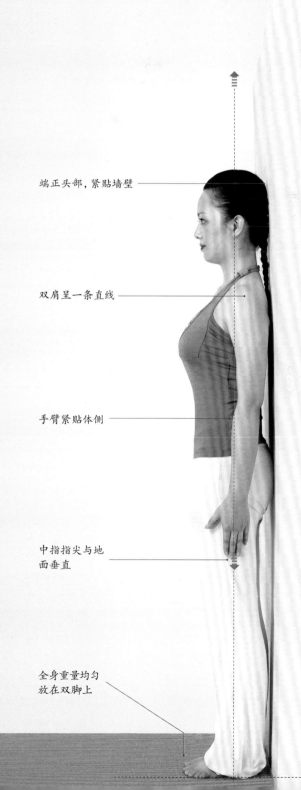

端正头部，紧贴墙壁

双肩呈一条直线

手臂紧贴体侧

中指指尖与地面垂直

全身重量均匀放在双脚上

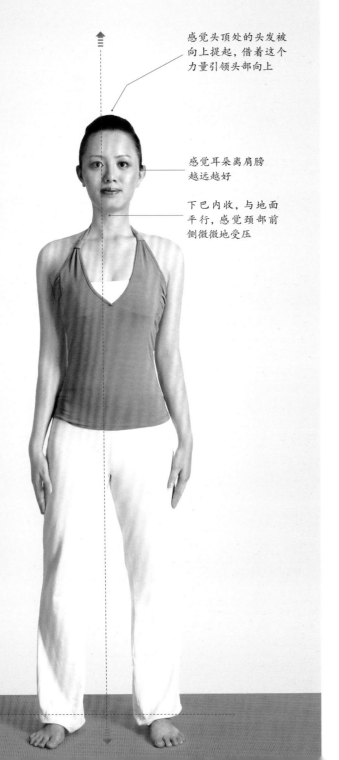

感觉头顶处的头发被向上提起，借着这个力量引领头部向上

感觉耳朵离肩膀越远越好

下巴内收，与地面平行，感觉颈部前侧微微地受压

第二步

1 如果感觉脚掌前端承力过多，可摇动骨盆，感觉尾骨推向两膝间，直到脚掌前后均匀承重；如果脚掌后侧承力过多，可摇动骨盆，感觉耻骨向臀的方向推送，直到脚掌前后均匀承重。

2 如果感觉脚掌内侧或外侧承力过多，首先确认膝关节是否存在超伸或屈曲，然后使膝关节处于正常位置。

3 在膝关节处于正常位置的基础上，如果脚掌内侧过度承力，则以髋外旋的动作予以调整，直到脚掌内外侧均匀承重；在膝关节处于正常位置的基础上，如果脚掌外侧过度承力，则以髋内旋的动作予以调整，直到脚掌内外侧均匀承重。

4 如果感觉某一侧身体过度承重，首先确认双侧髂前上嵴位置及双侧肩峰是否在一条直线上，然后以侧屈及侧提姿势使肩或髋处于正常位置；如果只是感觉某一侧身体过度承重，但无法辨别双肩及髋是否处于正常位置，试着向承重较轻的一侧微微侧屈身体，直到双脚六点均匀承重。

练习收益 练习后，你可以清晰地感受到，保持站姿不是件容易的事。这个练习对养成正确的站姿很有帮助。不管对于身体健康还是气质培养，正确姿态的重要性不言而喻。

在这种站姿上，脊柱基本上回到正常的曲度，对于颈椎腰椎有问题的朋友，这是一个最简单而有效的康复训练，还有利于保持平衡，放松脊柱，保持清晰的神志，改善气血流动，达至内心宁静。

目标肌肉 全身肌肉。

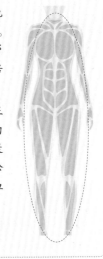

颈功　Neck Exercises

这组练习并不困难，所有有针对性的颈部练习，都不能脱离这组动作。就算是大师级的瑜伽者，也不会放弃它们。平常可以每隔一天练习一次，来帮助颈部恢复健康活力。

扫描二维码关注后回复"瑜伽初学到高手"观看视频

图1
挺直腰背

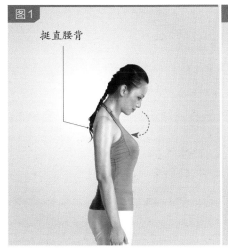

图2
后脑尽量接近脊柱

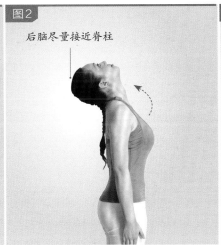

图3
感觉颈侧肌肉伸展

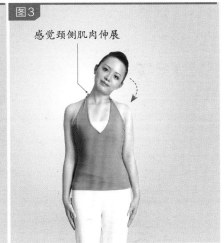

1 按山立功站好，或者选择喜欢的任何一种瑜伽坐姿。保证背部挺直，双肩放松。

2 呼气，慢慢向前低头，让下巴尽量去接近锁骨，感觉颈后侧肌肉的伸展 图1 。保持舌抵上腭，闭口，用鼻子呼吸。

3 吸气时慢慢抬起头，下巴平行于地面，感觉头顶向上提拔。有控制地向后仰头 图2 ，感觉颈前侧肌肉的伸展，后脑尽量接近脊柱。

4 呼气，头慢慢回到正中。

5 重复练习8~10次。每次头部回到正中时，适度伸直颈部。动作分解开应该是：向下、回正中、稍提拔、向后、回正中、稍提拔。注意动作的连续性。

6 保持双肩放松，背部挺直。呼气时，左耳找左肩肩头 图3 。

7 吸气，回正中。

注意事项

练习中，如果颈椎发出"咔咔"的声音，说明颈椎已出现轻微的增生。不要怕，恢复正常体态。经常锻炼会让状况向好的方向发展。如果有颈椎问题，在动作中保证肌肉稍有感觉即可，如果练习时有任何不适，都只需做山立功，提拔头颈即可，不要勉强练习。

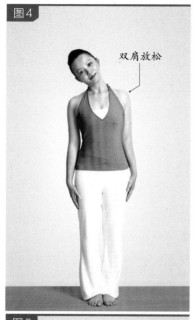

图4

双肩放松

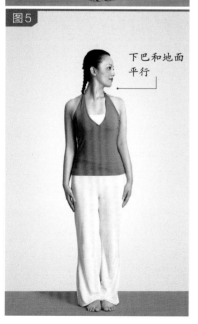

图5

下巴和地面平行

8 呼气,右耳朵找右肩的肩头 图4 。吸气,回到正中。重复练习8~10次。保持动作的连续性,不要让头向前或向后坠落。

9 深吸气,呼气后,慢慢将脖子扭转到左侧,眼睛看向左肩外侧和后侧 图5 。

10 吸气,回正中。呼气,转向另一侧。

11 吸气,慢慢回到正中。重复练习8~10次。注意每次回正中时提拔头颈的感觉。

12 回正中,正常呼吸,稍停留。

13 呼气时,下巴尽量接近锁骨,缓慢地向左、向后、向右、向前。重复练习8~10次。

14 再一次将下巴接近锁骨,然后向右、向后、向左、向前。重复练习8~10次。

练习收益 颈部肌肉和韧带得到了按摩和拉伸,肩以上的气血循环畅通,可预防和消除紧张性头痛,对于伏案和经常从事脑力工作的人,这个练习可以让头脑变得更清爽。经常练习还有助于美颜。

目标肌肉 颈部肌肉。

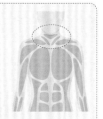

肩旋转功
Shoulder Gyration

练习收益 扩展胸部，放松两肩的关节，补养和加强背部，特别是两肩胛骨周围的区域，缓解肩背部紧张、肩周炎症，消除紧张性头疼和颈部僵硬。

目标肌肉 ①肩部肌肉；②躯干肌肉。

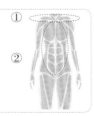

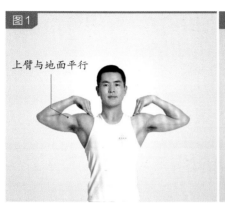

图1

上臂与地面平行

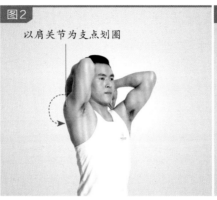

图2

以肩关节为支点划圈

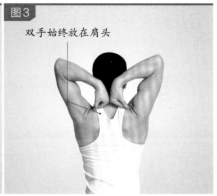

图3

双手始终放在肩头

1 按山立功站好，双臂侧平举，掌心向上，屈双肘，十指轻触肩头 图1 。

2 以肩关节为支点，两上臂在体侧划小圆圈 图2 ，体会肩、手臂、上背肌肉的伸展。圆圈越划越大，直到双肘在胸前相触。旋转12圈，反方向练习。

3 手指仍然放在肩头，上臂与地面平行。吸气，上抬双臂，双手手背在脑后相触 图3 。呼气，双肩下沉，但颈椎仍向上提拔。练习6~12次。初学者可以靠着墙壁来完成。

4 上臂恢复水平，手指仍然放在肩头。吸气时打开双肩，双肘尽量向两侧后方打开，扩展胸膛 图4 。

5 呼气，双臂向前，双肘在体前相触。重复6~12次。

6 吸气，上臂在体侧侧平举。呼气，掌心向下，双手放下。深呼吸，感觉所有的紧张和压力，都从肩和双臂上释放出去。

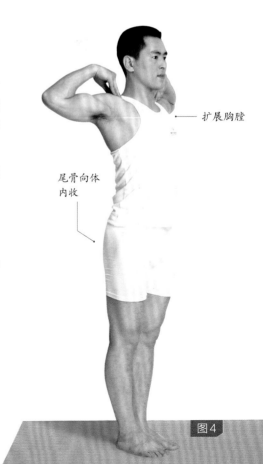

扩展胸膛

尾骨向体内收

图4

腰转动功
Kati Chakrasana II

练习收益 放松脊柱和背部的肌肉群，防止和矫正各种不良体态，消除腰部和髋关节的僵硬强直，消除附着在此处的赘肉。按摩内脏，缓解便秘，排除胀气。

目标肌肉 躯干肌肉。

扫描二维码关注后回复"瑜伽初学到高手"观看视频

线性示意

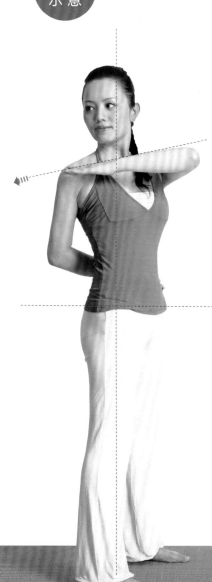

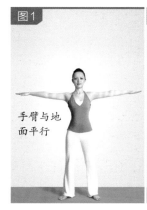

图1

手臂与地面平行

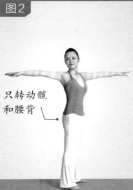

图2

只转动髋和腰背

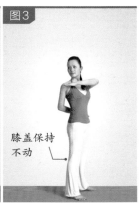

图3

膝盖保持不动

1 按山立功站好，双脚分开，脚尖稍向外，略与肩宽，双臂侧平举 图1 。

2 深吸气。呼气时，在肚脐的带动下身体转向右侧。膝盖始终指向脚趾方向，不要转动大腿骨和膝盖，而只是在转动着髋和腰背 图2 ，以保护膝关节，使练习效果最大化。

3 当转到极限时，屈双肘，左手放在右肩上，右手掌心向外放在左髋上，眼睛看向右肩外 图3 ，深长呼吸。每次呼气，可以加强扭转的强度。

4 吸气时，打开肘关节，双臂恢复与地面平行，慢慢转动身体回正前方。

5 呼气，向左侧转动身体，将左手掌心向外放在右髋上，右手掌心向内，放在左肩上，保持深长呼吸。保持手臂侧平举，认真体会腰腹肌肉的伸展和收缩。

6 吸气时，身体回到正中。呼气时，双臂自体侧放落，回到山立功的站姿。左右各练习4~6次。

克尔史那姿势 Krsnasana

这是本书的第一个平衡姿势。平衡是人体保持体位，完成各项日常生活活动，甚至是有效理性思维的保证。克尔史那在瑜伽传说中是最优雅，最美丽的神明，他的微笑始终如阳光般温暖。所以，在此练习中，微笑是不可缺少的元素。

扫描二维码关注后回复"瑜伽初学到高手"观看视频

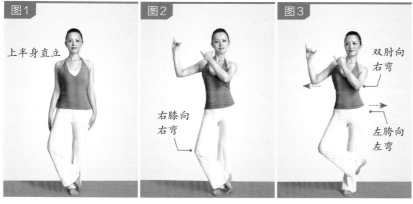

图1　上半身直立

图2　右膝向右弯

图3　双肘向右弯　左胯向左弯

1 保持山立功，抬右膝，提右脚，跨过左脚，右脚趾指向左脚掌的中点，尽量地开右髋，让右膝向右 图1 。

2 向左推髋，体前弯双肘，双手做"六"的手势，左手掌心向内放在口边，右手掌心向外放在肩前 图2 ，像是在悠闲地吹着笛子，眼睛看向右手的小指。

3 如果可以，慢慢将右脚沿着左小腿向上滑送 图3 。在这姿势上尽量停留最长时间。

⚠ 脚跟不要超过右膝盖。

4 呼气时慢慢向下滑落右脚，收髋，双手回到体侧，回复山立功。换另一侧练习。

线 性 示 意

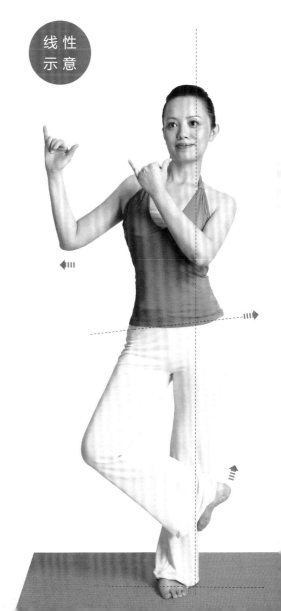

简易双角式
Ardha Dwi Konasana

练习收益 作为双角式的预备姿势，很好地伸展肩、臂和腿，对神经系统也有镇定效果，可以改善紧张与抑郁，改善脑供血。初学者可以培养注意力，还可以美化身体线条。

目标肌肉 ①肩部肌肉；②腰背肌肉；③腿部肌肉。

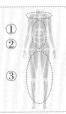

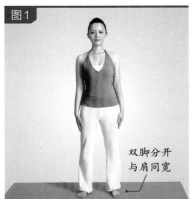

图1

双脚分开与肩同宽

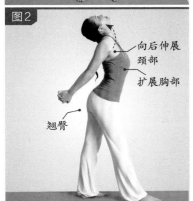

图2

向后伸展颈部

扩展胸部

翘臀

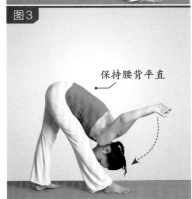

图3

保持腰背平直

1 保持山立功，调整呼吸，双脚分开与肩同宽 图1 。

2 右脚向前迈出一步，双手放至体后，掌心相对，十指交叉握拳，向后延伸两臂，并尽可能地抬高。吸气时抬头，向后伸展颈部，翘臀，打开双肩，扩展胸部 图2 。在这姿势上稍停留。

3 呼气时，以髋关节为基点，有控制地向前放落上身。体会臀部向上顶、腿后侧与背部伸展的感觉。如果身体许可，可将整个上半身贴在腿上。

⚠ 始终保持腰背平直。双膝不要过度地向后压，如果膝后侧有疼痛感，请稍稍弯曲膝关节。

4 放松肩部，双肩和手臂最好做到与地面平行或呈一定角度 图3 。翻转手掌心，放松双肩。向上提拔两膝，可以使大腿肌更结实。

5 吸气时，双臂向上牵引身体。抬头，收紧腰腹，脊柱一节一节地向上翘。回到抬头，翘臀，挺胸的姿势。

6 呼气时，放落双臂，收回右腿，回到山立功站姿。交换体位练习。双侧动作完成回到山立功后，可以闭上眼睛，感觉体内的循环更有活力。

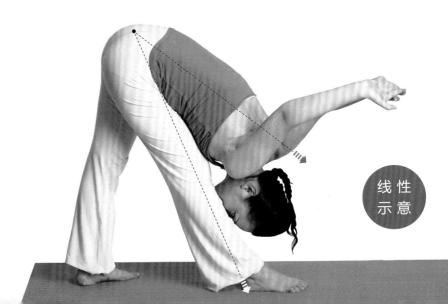

线性示意

弦月式 Ardhachandrasana

为了保证最佳练习效果，初学者最好背靠墙壁练习。

扫描二维码关注
后回复"瑜伽初学
到高手"观看视频

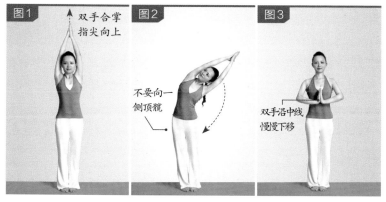

图1　双手合掌 指尖向上

图2　不要向一侧顶髋

图3　双手沿中线慢慢下移

线 性
示 意

1 按山立功站好。双手自胸前合掌，吸气，向上伸展过头，手指向上，双臂尽量放在耳后 图1。

2 呼气时，注意保持两髋在同一高度上，骨盆垂直于地面。身体向左侧弯曲，眼睛看向右斜上方 图2。保持手臂的挺拔与伸展。大拇指始终贴着墙，双腿站稳。杜绝一只脚承重、另一只脚无法保持平衡的情况。

3 吸气时，身体回到正中。呼气，向右侧弯身体。每侧重复练习3~6次。

4 将合十的双手沿身体前侧中线慢慢放下，掌心相对，压放至肚脐前 图3。最后将双手分开放归体侧。

练习收益 提高脊柱弹性及灵活性，消除手臂及腰侧赘肉，使身材更加挺拔、轻灵和优雅。身体的消化能力与平衡能力也有所提升。伸展全身肌肉，有利于纤体塑形。

目标肌肉 躯干肌肉。

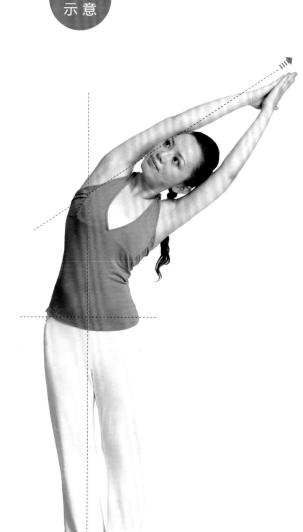

怪异式 Awkward Pose

这是个下蹲的动作。蹲有益健康，它与胎儿在母体内的姿势非常相似，也是人类寻求舒适和庇护的本能姿势。

扫描二维码关注
后回复"瑜伽初学
到高手"观看视频

线性示意

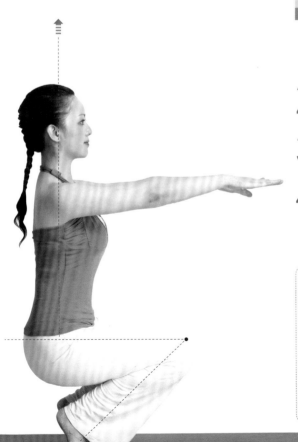

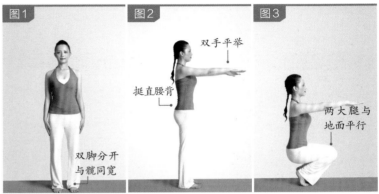

图1　图2　双手平举　挺直腰背

图3　两大腿与地面平行

双脚分开与髋同宽

1 按山立功站好，双脚并拢，也可以双脚分开与髋同宽或与肩同宽 图1 。

2 抬起双臂，掌心向下，前平举 图2 ，保持正常呼吸。

3 呼气时下蹲，同时踮起双脚脚尖，直到两大腿和地面平行 图3 ，在这姿势上，停留6~12秒，注意保持背部的挺直。

4 吸气时，有控制地站起来，同时脚跟落地，回到山立功站姿。

练习收益 下蹲时，腹部、腿部、臀部的肌肉都得到了最大限度的挤压，下肢血液更快回流到心脏，从而促进血液循环，肺活量因此增加。补养和加强大腿和腰腹部肌肉，改善心肺功能，加强平衡能力。髋关节、膝关节、踝关节等也得以强化。由于此姿势可温和地增加心率，改善循环，所以是极好的减脂热身动作。

目标肌肉 ①核心肌群；②盆部、股部、膝部肌肉。

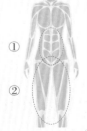

①

②

猫式 **Marjariasana**

这是颇为经典的瑜伽体位，不论是强直性脊柱炎的康复，还是孕前产后的调理，从背肌的伸展到腹肌的强化，各种各样的运动康复体操中都可以看到这个体位的身影。

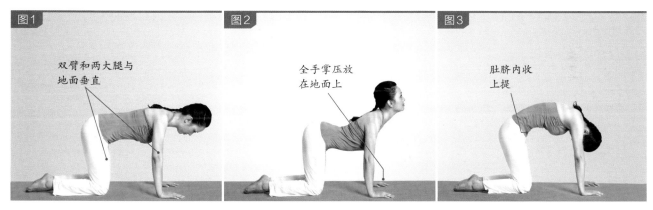

图1　双臂和两大腿与地面垂直

图2　全手掌压放在地面上

图3　肚脐内收上提

1 跪在垫子上，双脚脚趾自然向后贴放于地面。手指向前，双臂向体前推送，直至双臂和两大腿垂直于地面 图1 。双膝分开约一横拳的距离。

2 吸气，收缩背部肌肉，压腰，翘臀，打开双肩，挺胸，头尽量向后仰 图2 ，感觉肚脐沉向地面。体会颈、肩、背的感觉。屏气停留或保持自然呼吸约6秒。

3 呼气，肚脐内收上提 图3 ，感觉腹部内脏的收缩。拱背，将头颅垂落至两臂间，感觉尾骨扣进体内，腰腹高高离开地面成拱形。屏气停留或保持自然呼吸约6秒。重复练习8~12次。

4 吸气时回到步骤1，将臀向后移送到双脚跟上，挺直腰背坐在脚跟上，掌心向上 图4 ，十指相对深呼吸。

练习收益 这是滋养脊神经的初级练习，可使脊柱更富弹性。颈、肩、腰、背得以放松，缓解背痛。所有的腹内脏器及腺体得到按摩，消化系统得到调理。可减少腰腹赘肉。对于女性的痛经、经期紊乱有很好的调理效果。配合呼吸练习，可加快淋巴系统的排毒速度，从而使身心更具活力。

目标肌肉 躯干肌肉。

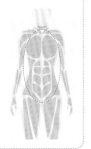

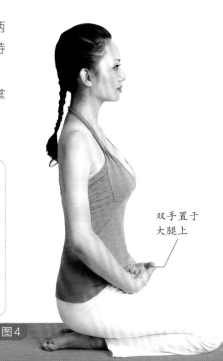

双手置于大腿上

图4

简易反船式
Viparita Navasana

练习收益 这个动作可以安全地锻炼腰背肌肉，就算是腰背有问题的朋友也可以放心。增强背部肌群的肌肉力量和肌肉耐力，提升脊柱弹性。补养肩部和髋关节，减轻腰骶及上背疼痛，改善驼背圆肩等不良体态。对消化系统、呼吸系统均有很大益处。

目标肌肉 肩背伸肌。

1 俯卧，下巴贴在垫子上，双手十指交叉，掌心向上，自然地放在腰背处 图1 。

2 吸气时，向前伸左臂，使左臂贴着耳朵向前伸展 图2 。

3 呼气时，抬高左臂和右腿，胸部随手臂抬高，尽量让左臂始终贴左耳。左腿牢牢地放在垫子上，右手掌心向上放在腰骶处，右肘沉放在地面上，保证腰腹贴靠地面。目光向前平视 图3 。保持此姿势自然呼吸。

⚠ 尽量地保持抬起的手和脚在一个平面上。

4 呼气时慢慢放落右腿和左臂。收回左臂，再次双手十指交叉，掌心向上自然置于腰骶，侧过脸，调整呼吸。交换体位，重复练习4~6次。

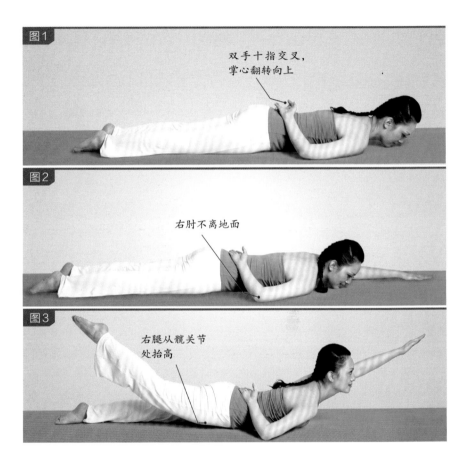

图1　双手十指交叉，掌心翻转向上

图2　右肘不离地面

图3　右腿从髋关节处抬高

线性示意

扫描二维码关注后回复"瑜伽初学到高手"观看视频

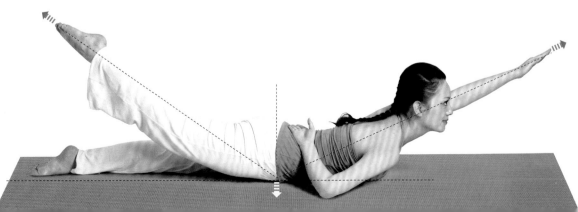

练习后的放松休息

在一套入门课程做完之后，让我们来放松休息一下，可以采用前文介绍的仰卧放松功等休息方法（参见第34~39页）。

除此之外，我还想重点强调一下整个练习过程中的注意点，具体如下：

1 不要给自己压力，在时间允许的时候比照练习，可以每次只开始一个姿势的研习。

2 一定要阅读文字部分，这能保证您的学习正确并有更多的兴趣与收获。留心每个动作说明中您需要注意的感觉，这是要在练习中记得提醒自己的。

3 当您充分地了解一个姿势后，再开始下一个。这种充分当然不是指标准的完成和充分的理解，只是请您在想到动作的名称时，可以同时想起它的姿势和注意事项。做的时候不要求一定标准，但一定要按说明做，做正确。

4 如果您可以熟练地掌握这10个动作，请将它们连在一起做，也就是完成每个动作后，回到起始姿势，保持2~3个深呼吸。然后开始下一个。注意，不要调整动作顺序，这样，您就有了一套流畅的瑜伽练习。

5 如果时间许可，前面的暖身练习最好也可以熟练掌握。

6 当这些瑜伽动作您能很轻松地完成后，请开始下一个阶段的练习。

瑜伽练习需要一步一个脚印慢慢来，急于求成不但锻炼不到身体，而且容易伤到身体。所以，当你们能轻松完成每一阶段的任务后，再进行下一阶段的锻炼。

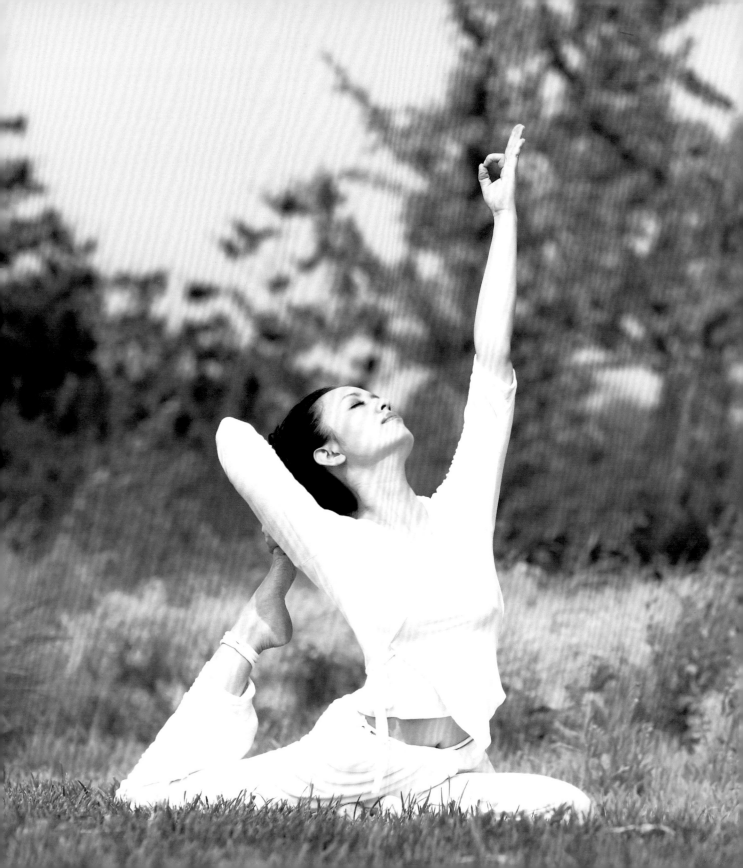

PART 4
初级课程
体验瑜伽的惊喜

从本章开始，我们将进入瑜伽的初级学习阶段，要遵循瑜伽每一个练习原则，从简单的体位起步，严谨、准确的开始是高难度动作的基础与保障。同时，你会越来越深刻地体会到瑜伽带给我们身体的惊喜，并带我们找回健康美丽与自信好生活。

简易坐 Sukhasana

又叫作安逸式，是初学者最理想的一种坐姿。手指向下，掌心舒服地放在膝盖上，这种姿势在很多的密宗教法里，被称为"轻安自在心式"。用这种坐姿，可以保持简单的调息或冥想。

1 双腿并拢，向前伸直，弯起左小腿，把左脚放在右膝或右大腿下。

2 弯起右小腿，右脚放在左膝或左大腿下，如果可以，尽量使脚心向上。

3 双手掌心向下轻放在两膝之上。这个过程中，双腿可交换位置，继续保持。

> **练习收益** 这种姿势据说可以让我们产生希望的火花，体会到自己的尊严和强烈的谦卑感，让自己得到愉快的休息和启发。
>
> 从健康的角度讲，这个姿势可以加强我们的两髋、两膝和两踝，补养和增强神经系统功能，减轻和消除风湿和关节炎，同时能平衡我们整个身体的气息，增强安详和健康的感觉。

线性示意

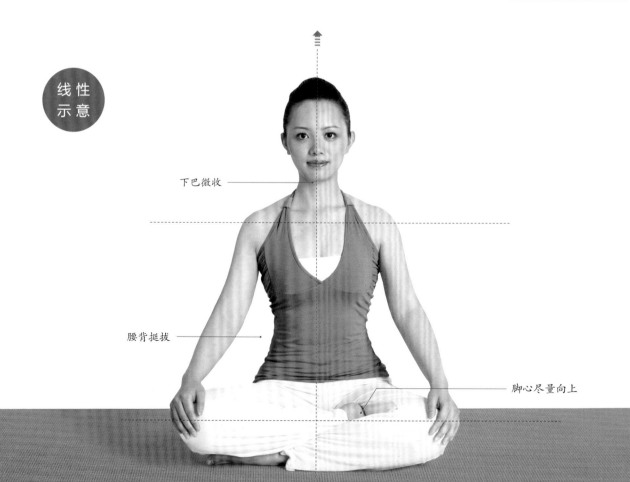

下巴微收

腰背挺拔

脚心尽量向上

初级体位前热身组合

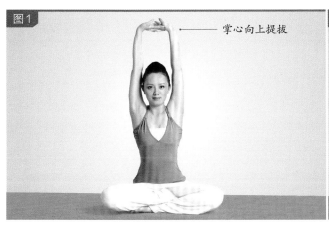

图1 掌心向上提拔

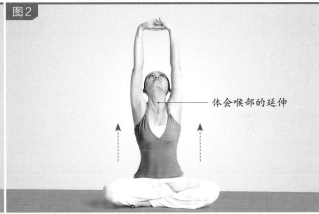

图2 体会喉部的延伸

1 保持简易坐,将双手自两膝向上抬起,转动手腕和手指,活动肘关节,并将双臂向上伸展,然后双手十指交叉,掌心翻转朝上。

⚠ 请在下面每个动作的定型状态自然呼吸,停留4秒左右。

2 上臂置于耳后,感觉掌心用力向上拔起图1。头顶向上引领,臀部安然坐好,让双手提领身体向上。

3 吸气,双唇自然闭合,舌尖抵住上膛后腭,颈椎向后伸展,体会整个喉部得到延伸图2,脖颈前侧拉伸。

4 呼气,头回正中,手臂和头部引领身体向上提拔。

5 再次呼气,试着让下巴放到胸前的两锁骨间图3。体会脖颈后侧的拉伸感。

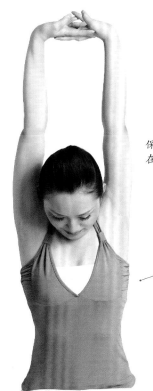

保持手臂、脊背在一条直线上

图3

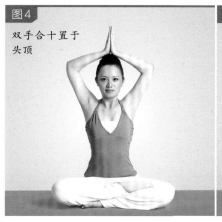

图4

双手合十置于
头顶

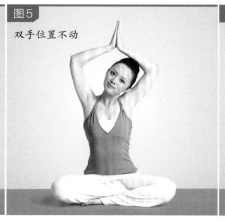

图5

双手位置不动

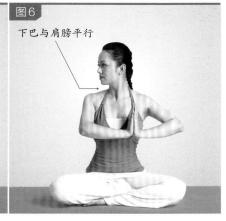

图6

下巴与肩膀平行

6 吸气抬头，头部回到正中，头
顶向上提拔，手掌向天延伸，
呼气翻转手，双手合掌，屈肘下移，
直到掌根放于头顶。图4。

7 左耳倾向左肩 图5，体会右侧
颈部伸展。

⚠ 保持双手指向天花板，不要跟随颈
部动作。

8 吸气，头部回到正中。呼气，
反方向重复。

9 吸气，头部回正中，向上提拔。

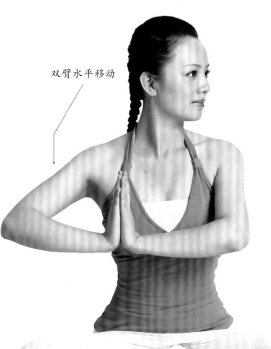

双臂水平移动

图7

10 再次呼气，双手沿中线下移，回落胸前合掌。

11 双掌合十，水平推向身体左侧，颈部右转 图6。

12 吸气，头部和双手回到正中，提拔颈椎和脊背。

13 呼气，交换体位，双掌向右侧平推，扭转颈部至左侧到极限 图7。

14 吸气，双手回到胸前合掌，再慢慢放回两膝。

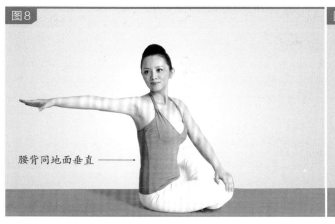

图8

腰背同地面垂直 ——

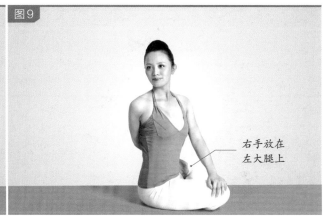

图9

右手放在
左大腿上

15 抬左臂,将左手放于右膝上。抬右臂,呼气时,眼随手动,在肚脐的带动下身体向右后方扭转 图8。注意保持腰背始终同地面垂直。

16 将右臂自体后旋绕,右手放在左大腿上,眼睛看向右肩外侧 图9,保持姿势,自然呼吸。

17 吸气时打开右臂,身体向前旋转,回到正中位置。

18 反方向重复旋转动作,然后回到正中位置。

19 将盘坐的双腿打开,向前伸直,双手指尖向前放于臀后约一个手掌的位置,身体略后倾,双脚做踩踏板的动作 图10,转动脚踝,屈伸两膝。

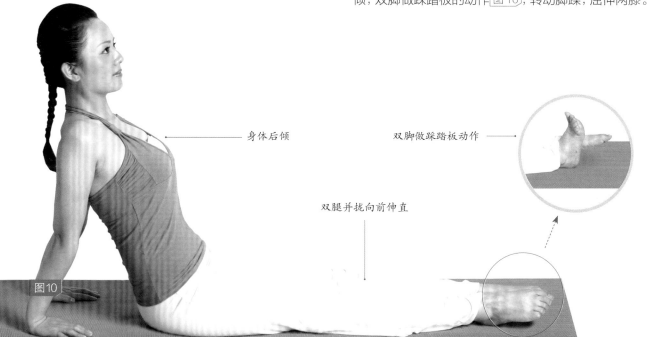

身体后倾 ——

双脚做踩踏板动作 ——

双腿并拢向前伸直 ——

图10

磨豆功
Udarakarshanasana

练习收益 这个姿势使所有腹内脏器得到按摩，使它们获得活力，充满动力。可有效缓解便秘，排除腹中胀气，并使脊柱和颈肩区域的紧张得到明显改善，同时强化了腰背和腹肌。

目标肌肉 ①腰背肌肉；②腹部肌肉。

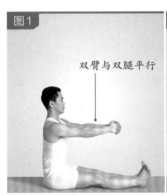

图1　双臂与双腿平行

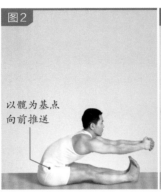

图2　以髋为基点向前推送

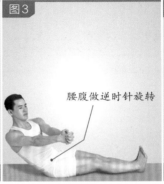

图3　腰腹做逆时针旋转

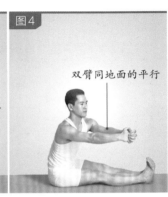

图4　双臂同地面的平行

线性示意

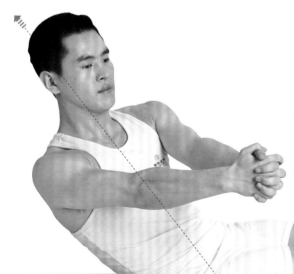

1 坐在垫上，双腿并拢，向前伸直。

2 双手十指交叉相握，自体前抬起，与双腿平行 图1。注意始终保持背部挺直和双臂同地面的平行。

3 呼气，以髋为基点，挺直腰背向前推送身体 图2，至极限。

4 吸气，向左、向后推送身体；呼气时，向右、向前推送身体。使腰腹做逆时针旋转 图3。保证双臀不要抬起或移动位置。

5 重复6~12次之后，再以顺时针方向推送身体 图4，旋转腰腹。

简易扭拧式
Ardha Matsyendrasana

练习收益 可改善消化系统，增加背部的肌肉弹性；滋养脊背神经，灵活髋和肩关节；缓解腰部胀痛。

目标肌肉 腰腹肌肉。

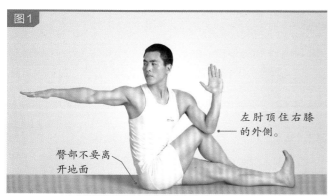

图1

左肘顶住右膝的外侧。

臀部不要离开地面

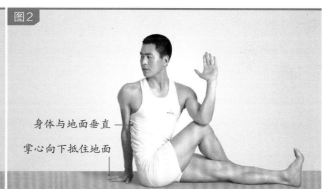

图2

身体与地面垂直

掌心向下抵住地面

1 坐在垫子上，双腿并拢，向前伸直。

2 弯右膝，抬左臂，右脚跨过左膝，肚脐向右转，左肘顶住右膝的外侧 图1 。

3 抬右臂，眼睛看向右手，呼气时眼随手动。向右后方水平推送身体到极限，右臂伸直，眼睛看向右肩的外侧 图2 ，保持姿势停留。身体尽量和地面保持垂直。

4 吸气，解开身体，恢复坐姿，交换体位练习。

线性示意

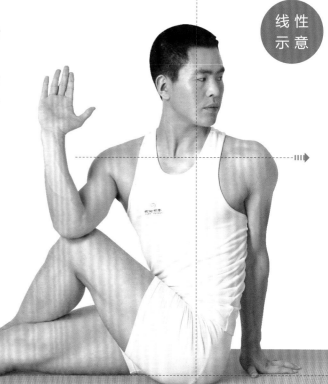

初级双腿背部伸展式
Pash Chimottanasana I

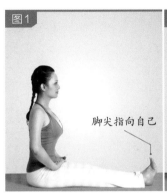

图1

脚尖指向自己

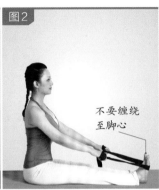

图2

不要缠绕
至脚心

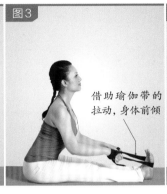

图3

借助瑜伽带的
拉动，身体前倾

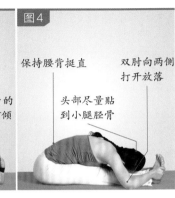

图4

保持腰背挺直

双肘向两侧
打开放落

头部尽量贴
到小腿胫骨

线性
示意

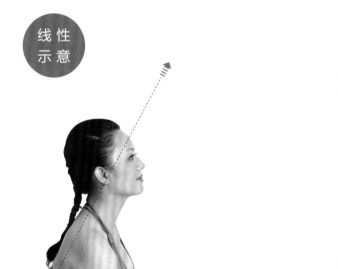

1 坐在垫子上，双腿并拢，向前伸直，脚尖指向自己 图1 。

2 将瑜伽带缠绕在脚掌骨上，双手抓着瑜伽带的两端，保持腰背挺直，根据身体状况可卷起带子的两端 图2 。注意瑜伽带不要缠绕至脚心。

3 稍用力拉动瑜伽带，始终保持脚呈勾脚状态 图3 。如果柔韧度很好，可以不再借助瑜伽带，勾起脚，双手握住双脚脚掌，身体前倾，双肘向两侧打开放落 图4 。

练习收益 滋养神经系统，缓解紧张与疲劳，按摩所有胸腹内脏，全身最长的经络和神经也得到伸展。

目标肌肉 ①腰背肌肉；②腿部肌肉。

①
②

半轮式
Table Pose

练习收益 这个体位能有效地强化腹肌和腰背力量。骨盆稳定性也有提高，髋及腰腹区域赘肉得以消除，肩与膝关节的稳定性也增加。

目标肌肉 ①肩部肌肉；②核心肌群。

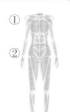

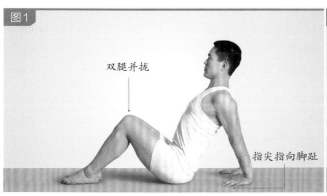

图1

双腿并拢

指尖指向脚趾

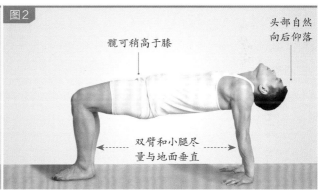

图2

髋可稍高于膝

头部自然
向后仰落

双臂和小腿尽
量与地面垂直

1 坐在垫子上，双腿并拢，向前伸直。

2 屈双膝，双手向后推送，指尖指向脚趾，脚跟与手指距离臀部均约一个半脚掌的长度 图1。

3 呼气，手与脚支撑，向上抬高髋关节，直到大腿和上身在一条直线上，平行于地面，而双臂和小腿平行，垂直于地面，头部自然后仰垂落 图2。

4 呼气时有控制地放落身体。伸直双腿，挺直腰背，双手掌心向上，十指相对，深呼吸。

线性
示意

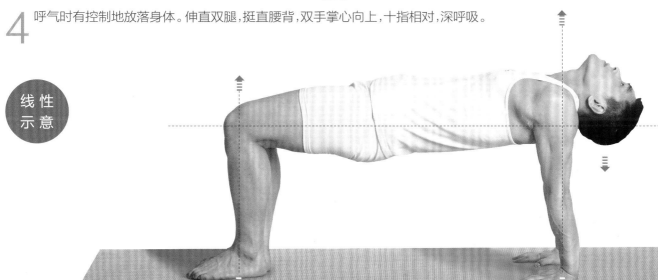

简易水鹤式
Upavistha Konasana I

练习收益 这个体式可以刺激女性卵巢、男性的前列腺，对于生殖腺体有很好的保养作用。骨盆区域循环旺盛，可防治疝气、月经不调等疾患，还可减少下腹部赘肉，灵活放松髋关节，减轻坐骨神经痛。

目标肌肉 ①背部肌肉；②腿部肌肉。

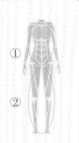
① ②

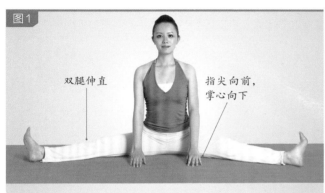

图1

双腿伸直

指尖向前，掌心向下

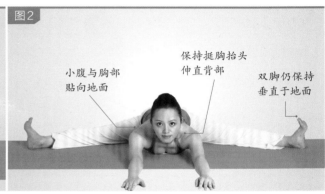

图2

小腹与胸部贴向地面

保持挺胸抬头伸直背部

双脚仍保持垂直于地面

1 坐在垫子上，双腿并拢，向前伸直，然后双腿向两侧分开，脚掌保持与地面垂直 图1 。

2 双手指尖向前，掌心向下放于体前。

3 呼气，向前推送手臂，直到身体极限。小腹与胸部贴向地面 图2 ，下巴也推送到地面上，深长地呼吸，保持姿势停留。注意双脚垂直于地面，脚尖指向天。

4 吸气时，慢慢地往回推送身体，并拢双腿，深呼吸。

线性示意

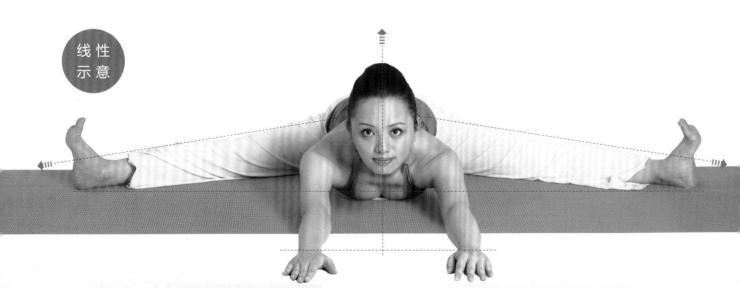

转躯触趾式
The Torso Twist Toes Touch

练习收益 在这个姿势里，肩和腰背都得到活动；腹肌尤其是腹斜肌得到伸展和强化；腹内脏器也得到按摩，同时，也伸展了腿部肌肉。

目标肌肉 ①腰腹肌肉；②腿部肌肉。

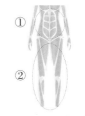

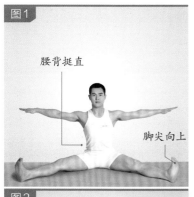

图1

腰背挺直

脚尖向上

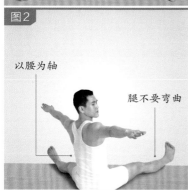

图2

以腰为轴

腿不要弯曲

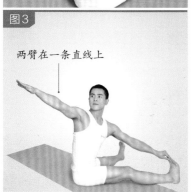

图3

两臂在一条直线上

1 坐在垫子上，双腿并拢，向前伸直。

2 将双腿向两侧分开，脚尖向上。双臂侧平举，掌心向下 图1 ，保持腰背挺直。

3 呼气，肚脐带动身体向右转 图2 ，转至极限处时，用左手去抓右脚的小脚趾，右脚尖向上。注意左臂不应该翘升。

4 打开双肩，使两臂在一条直线上，回头看右手的中指尖。将右臂向斜上方延伸 图3 。

5 吸气，抬起身体，躯干转回正中，呼气时转向左侧。

6 重复练习6~8次。再次转回正中后呼气，放落双臂，双腿并拢，挺拔腰背，掌心向上，十指相对，深呼吸。

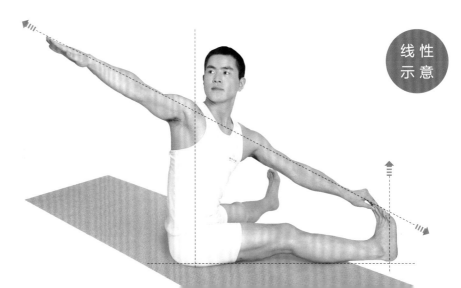

线性示意

束角式
Baddha Konasana

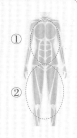

练习收益 经常练习这个体位，可以保持肾脏、前列腺、膀胱健康；强健女性卵巢功能，调经止带；也可防治静脉曲张、疝气、坐骨神经痛和睾丸坠痛。作为孕前调理和孕中保健练习也是不错的习练方式。

目标肌肉 ①背部肌肉；②盆部、股部、膝部肌肉。

① ②

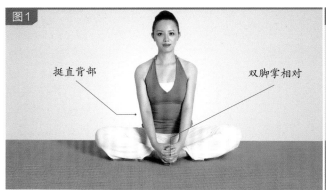

图1

挺直背部　　双脚掌相对

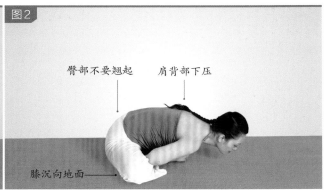

图2

臀部不要翘起　　肩背部下压

膝沉向地面

1 坐在垫子上，双腿并拢，向前伸直。

2 屈双膝，双髋外展，双脚脚心相对，双手十指交叉，包裹住十个脚趾，沿地面向自己推送双脚，脚跟牢牢地贴向会阴 图1 。

3 调整呼吸，呼气时，气沉双肘，感到双肘向下压的力量带动整个腰背向下沉落，直到双手手肘贴放在大腿和小腿的接缝处，稍停留。每次呼气借助双肘沉落的力量将双膝向下按压。

4 再次呼气时，气沉双肘，带动肩背和头部向下，直到下巴触碰到地面 图2 ，深长地呼吸，保持姿势。

5 吸气，慢慢地抬头，感到椎骨逐节地抬高身体，直到腰背垂直于地面。眼睛平视前方，深呼吸。

6 双腿并拢，向前伸直，恢复坐姿。

线性示意

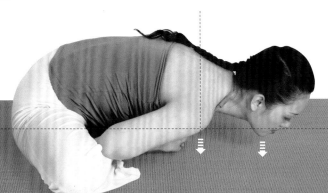

坐式腰背强壮功
Back-muscles Exercises

下面的动作如果觉得有些难度，可以将双脚的脚跟离自己的臀稍远些，但是要控制极限的边缘，不要让动作过于容易。始终要保持背部的挺直和双膝的并拢，脚掌平稳地放在地面上。

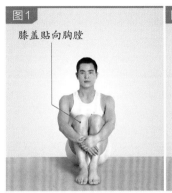

图1
膝盖贴向胸膛

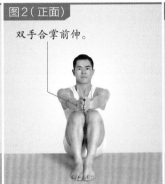

图2（正面）
双手合掌前伸。

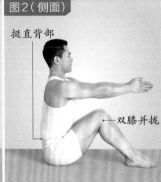

图2（侧面）
挺直背部
双膝并拢

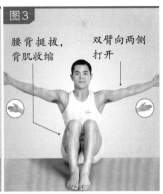

图3
腰背挺拔，背肌收缩
双臂向两侧打开

1 坐在垫子上，双腿并拢，屈双膝，双手将膝盖拉向胸膛 图1，挺直腰背。

2 呼气时双臂前伸、合掌 图2。

3 吸气，双臂与地面平行，掌心向前，双臂向两侧展开 图3。

4 重复呼气向前，吸气打开手臂的动作4~6次。最后一次动作结束后，双手抱膝，挺拔腰背，深呼吸。

线性示意

练习收益 这个姿势是对背部肌群，尤其是斜方肌和菱形肌刺激较明显。对于长期伏案工作的朋友有很好的保健作用。舒缓了颈、肩和上背的紧张，改善圆肩、驼背等不良体态。

目标肌肉 ①背部肌肉；②核心肌群。

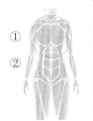

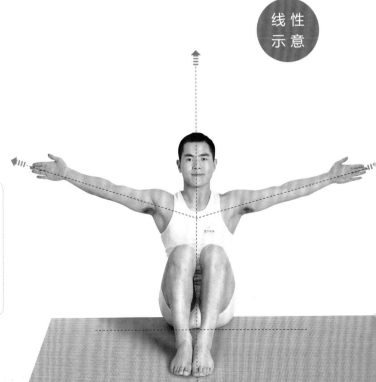

肩放松功 Ardha Comukhasana I

这个姿势可以配合瑜伽的胸式呼吸来做，因为向上打开的手臂，有助于肋骨的扩张和胸式呼吸的完美达成。整个上背部的肌肉会在这个姿势里得到按摩。

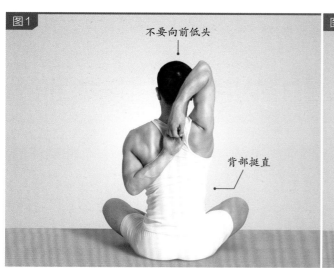

图1

不要向前低头

背部挺直

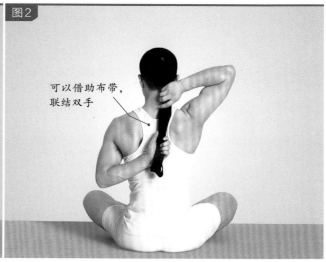

图2

可以借助布带，联结双手

1 选择任一种瑜伽坐姿。注意呼气时肚脐收向脊柱，尾骨内收，挺直背部。

2 自体侧抬右臂，翻转掌心，上臂贴右耳向上伸展。呼气时，屈右肘，右手指尖沿着两肩胛间向下推送；同时翻转左臂，屈左肘，左手手指沿着脊柱向上推送，直至双手可以在肩胛间十指相扣 图1 。

3 尽量将右肘推向头顶百汇的上方，保持姿势稍停留，感觉手臂后侧的肱三头肌的伸展。如果做不到，可以双手握一条布带 图2 。不要向前弯曲头，始终保持着挺拔。

练习收益 这个体式可以疏通上背部的气血；保持肩背的挺拔，改善不良体态；扩展胸腔，同时伸展放松肩臂的肌肉。对于肩周炎等肩部疾患有很好的缓解作用。

目标肌肉 ①肩臂肌肉；②背部肌群。

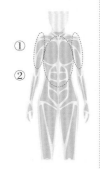

①

②

注意事项

吸气时，向上伸直左臂，同时伸直右肘；呼气时，放下左手，右臂向前，双手放在膝上，深长地呼吸。然后交换手臂做。

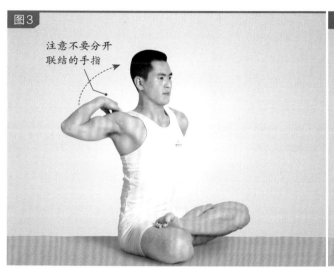

图3

注意不要分开联结的手指

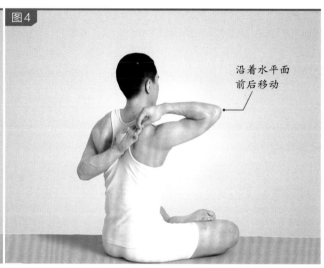

图4

沿着水平面前后移动

4 向右侧放落上臂，不要打开双手，再次向上，将右肘推送回头顶 图3 。重复这个练习8~10次，你会感觉到肩胛周围的阻碍被一点点解开。

5 再次放落手臂，遇到障碍时停下来，保持姿势将手肘前后移动 图4 。重复呼气向前，吸气向后的练习。沿水平面重复8~10次。注意不要分开联结的手指。

线 性
示 意

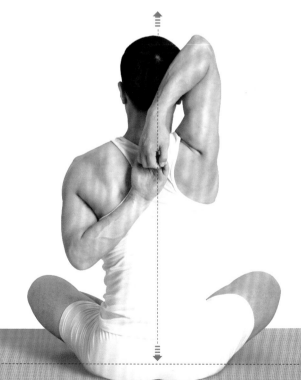

髋曲肌伸展式 Hip Flexors Stretch

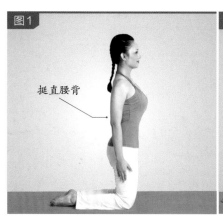

图1

挺直腰背

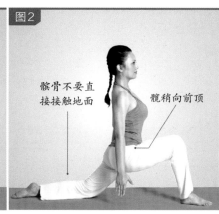

图2

髋骨不要直接接触地面

髋稍向前顶

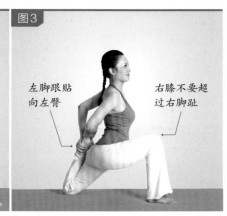

图3

左脚跟贴向左臀

右膝不要超过右脚趾

线性示意

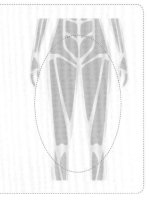

1 双膝跪立在垫子上，挺直腰背 图1 。

2 抬右膝，右脚向前一步，保持小腿垂直地面，膝关节成直角。左腿向后伸展 图2 。

3 髋稍向前推送，向上抬起左脚。保持身体稳定，用双手握住左脚，左脚跟拉向左臀 图3 。保持姿势稍停留。注意不要让髌骨直接接触地面。

4 打开双手，放落左脚。回到跪立的姿势，交换体位练习。

注意事项 如果感到大腿后侧痉挛，就即刻停止动作。增强练习强度的方法是使左大腿尽量贴向地面并使骨盆稍前倾。

练习收益 这个姿势可以有效地伸展整个大腿前侧的肌群，避免过度伸展腿后侧肌群所造成的肌肉单向性紧张，并且可以增强平衡、协调和集中注意力的能力。

目标肌肉 盆部、股部、膝部肌肉。

树式 Vrksasana

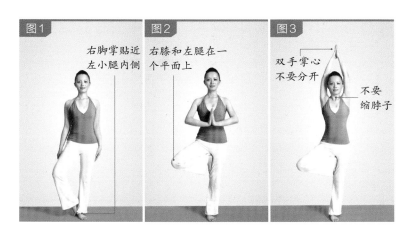

图1 右脚掌贴近左小腿内侧

图2 右膝和左腿在一个平面上

图3 双手掌心不要分开　不要缩脖子

1 按山立功站好，吸气，抬右膝，右脚脚掌放在左小腿内侧，脚尖轻触地面 图1 。

2 将右脚沿左腿内侧向上推送，可借助右手的帮助，将右脚跟放置在左大腿根部。尽量地打开髋，让左膝向左，和右腿放在一个平面上 图2 。

3 双手在胸前合掌，沿着身体中线吸气向上，推举过头。上臂放在两耳后，伸直手臂，打开肩和胸，伸展颈椎 图3 。每次呼气时将肚脐内收上提。

⚠ 不要出现因为向上延伸手臂而缩脖子的状态，注意双手掌心不要分开。

4 保持姿势停留1分钟。双掌放回胸前，落下右脚，回山立式。

5 交换体位练习。

练习收益 这个姿势使能量集中于心轮区域。增强了身体的稳定性；提高了平衡、协调和注意力；胸腔及背部也因之受益。单就骨骼肌肉而言，这个体式加强了腿部、胸和背部的肌肉力量与肌肉耐力。

目标肌肉 核心肌群。

线性示意

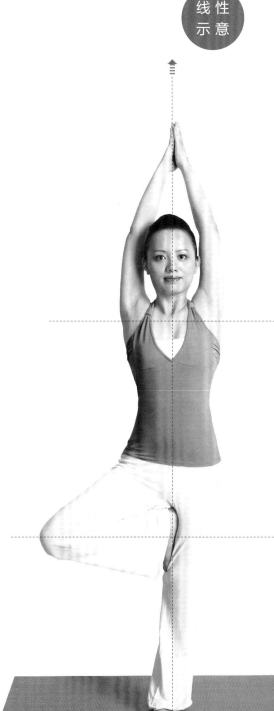

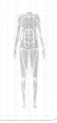

三角伸展式 Trikonasana

这是一个看似简单，但练习正确却并不容易的冠状面（沿左、右方向将人体纵向分为前后两部分的断面）姿势。开始练习时建议大家背靠墙面来练习。

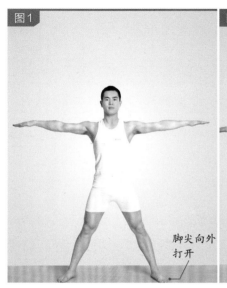

图1

脚尖向外打开

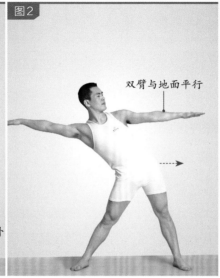

图2

双臂与地面平行

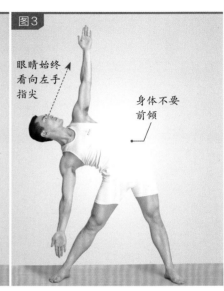

图3

眼睛始终看向左手指尖

身体不要前倾

1 背靠墙壁，按山立功站立。

2 左脚向左跨开一步，约50厘米。脚尖向外打开。

3 双臂侧平举，与地面平行，掌心向下 图1。

4 呼气，转头看向左手指尖，向左推髋，向右伸展，保持双臂平行于地面 图2。停定后保持自然呼吸。

5 再次呼气时反转掌心向前，同时向右侧弯腰，右手伸向地面。左手顺势向上伸展，保持双臂在一条直线上 图3。保持姿势，感受脊骨的伸展。注意双膝不要弯曲。

练习收益 这个姿势令左右腹斜肌得以伸展，又令脊骨尤其是腰椎部分得到强化。身体分别向左右两侧下弯，既强化左右肺叶功能，亦平衡左右气脉，达至心理动态、静态均衡。经常练习这个姿势还能减少腰围上的脂肪，并且治疗多种皮肤疾患，恢复健康面色。

目标肌肉 躯干肌肉。

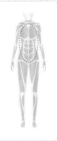

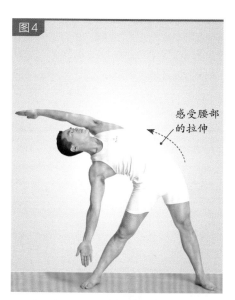

图4

感受腰部
的拉伸

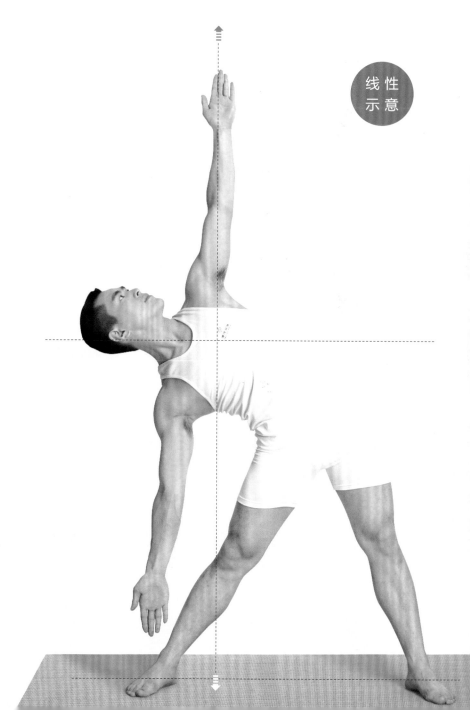

线 性
示 意

6 将右手轻放在右小腿旁，左
上臂贴左耳向右侧伸展，眼
睛看向左斜上方 图4 。保持姿势
停留。切不可用力按压。

7 向上伸展左臂，身体慢慢回
升，收髋，头回正中，直立站
好，双手与地面平行。

8 自然垂下双手，回山立式，
放松。

9 换相反体位重复练习。

战士第二式 Virabhadrasana II

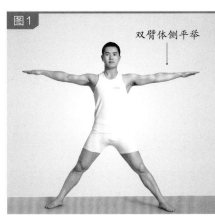

双臂体侧平举

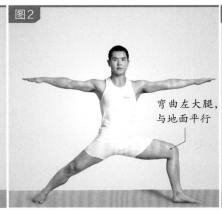

弯曲左大腿，与地面平行

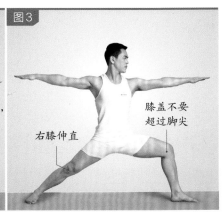

右膝伸直

膝盖不要超过脚尖

1 按山立功站好，双脚分开，略比肩宽，双臂掌心向下，侧平举，基本三角站立 图1 。

2 呼气时，左脚向左90度，右脚稍朝左。屈左膝，臀部下坐，将右腿稍向后推送，小腿垂直地面，伸直右膝，双臂向前后两个方向伸展 图2 。

⚠ 保持身体垂直于地面，左大腿平行于地面。

3 头部左转，看向左手指尖，下巴平行于肩膀 图3 。正常呼吸，保持姿势20秒左右。

4 慢慢地抬起膝盖，呼气，扭转身体，放落双臂，回山立式。

线性
示意

练习收益 这个体式使双腿的肌力、肌耐力、柔韧度得到均衡发展；对于双腿肌肉痉挛（俗称抽筋）有很好的改善；背部也在这个练习中变得更有弹性。由于保持身体的垂直稳定，内收的腹部对腹腔内脏也具有一定的保健作用。

目标肌肉 ①核心肌群；②腿部肌肉。

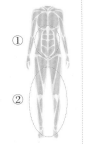

① ②

虎式　Vyaghrasana

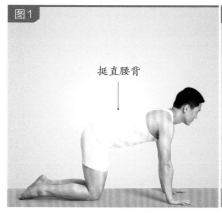

挺直腰背

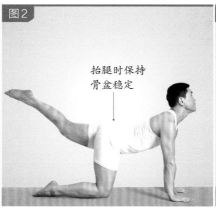

抬腿时保持
骨盆稳定

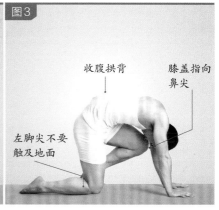

收腹拱背　　膝盖指向
　　　　　　鼻尖

左脚尖不要
触及地面

1 以"基本猫式"开始，双臂和双腿垂直于地面 图1 。

2 吸气、压腰、开肩、翘臀、抬头，从左髋向上抬起左腿，左脚脚心保持向天 图2 。注意尽量在抬腿时保持骨盆稳定。

3 呼气时，收腹拱背，头部自然垂落于两臂之间，收左腿，膝盖指向鼻尖。始终保证脚尖不要触及地面 图3 。

4 重复练习6~8次后交换体位做。

练习收益 虎式是强壮生殖腺体的练习之一，同时它还可以减少髋部和大腿区域的赘肉，灵活和滋养髋以及脊柱神经，全身最长的神经线坐骨神经也得到保养。它也是孕前产后调理的练习方式。

目标肌肉 ①躯干肌肉；②盆部、股部、膝部肌肉。

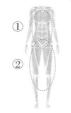

① ②

线 性
示 意

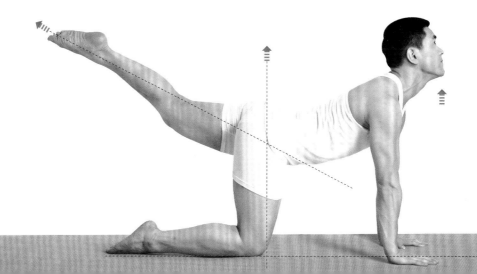

交叉爬行 Cross-crawls

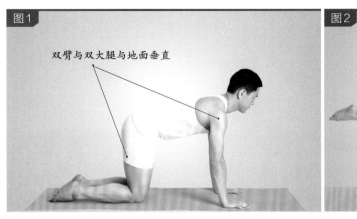

图1　双臂与双大腿与地面垂直

图2　右臂和左腿成一条直线

1 以"基本猫"式开始动作 图1 。

2 吸气时，向前伸展右臂，向后推送左腿，直至右臂和左腿放在一条直线上，眼睛自然平视 图2 。呼气时交换体位，伸展左臂和右腿。

线性示意

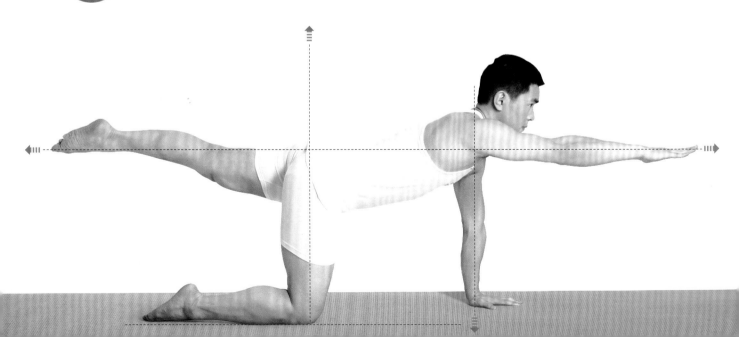

主要变体：跪姿弓式 Raised Bow

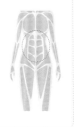

注意事项 请在动作的过程中保持骨盆的中立位，并时刻注意背部的平直。

练习收益 这个姿势可以很好地改善左右脑的协调功能，进而提高集中和平衡的能力。在变体姿势中，股四头肌（大腿前侧肌肉）也得到伸展和放松。肩与髋关节的稳定性得以提高。

目标肌肉 核心肌群。

1 当再一次伸直右臂和左腿时，吸气向上弯左膝，左脚脚趾向上，右手抓住左脚掌或者脚踝，抬头，压腰，向上提拉左腿。

2 呼气时左大腿平行于地面，右臂向前，同时伸直左膝。回到交叉爬行，最后回到基本猫式。吸气时交换体位练习。

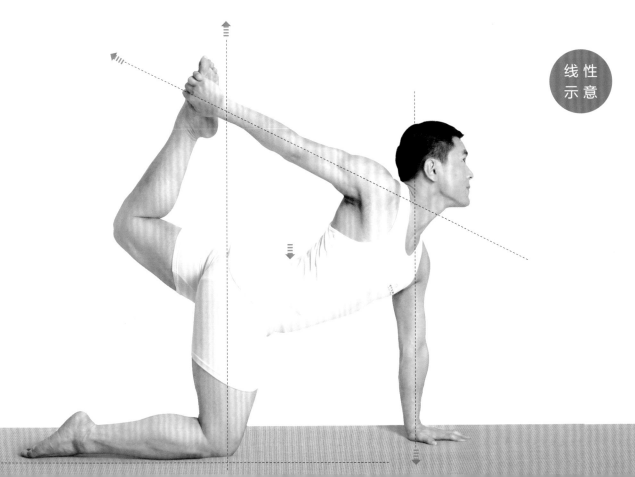

线 性
示 意

眼镜蛇扭动式

Tiryaka Bhujangasana

练习收益 眼镜蛇扭动式兼具眼镜蛇式的大量练习收益。其对腹内脏，尤其是肠脏的益处比较明显。不但腹胀气、便秘等不适得以缓解，背部的胀痛也会好转起来。

目标肌肉 背部肌肉。

1 身体俯卧，双手掌心向下，指尖向前，置于胸的两侧，下巴或者额头放落在垫子上 图1 。

2 吸气，抬高身体，上半身同地面垂直。直到双臂伸直，保持耻骨牢牢地压在垫子上，肚脐向下压送 图2 。

3 呼气时感觉身体在肚脐的带动下向右转，转动到极限时，向右转动脖子，眼睛看向右脚脚跟 图3 。保持姿势，正常呼吸。注意尽量不要弯曲肘关节。

4 吸气时将身体有控制地回正中。

5 呼气，在肚脐的带动下，身体转向左侧，耻骨仍然牢牢地贴在垫子上，当肚脐转向极限后，眼睛看向左脚的脚跟。保持姿势，正常呼吸。

6 吸气，慢慢地转向前，重复练习6~12次。最后一遍结束时，呼气，弯肘，一节一节地放落身体，侧过脸来，稍作休息。

线性示意

图1

夹紧双臂

图2

腰骶及臀收紧

耻骨不要离开地面

图3

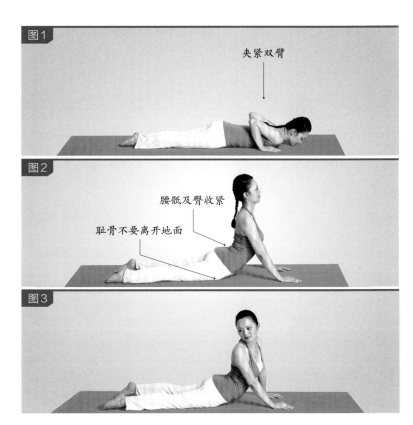

菱形按压 Rajakapotasana I

注意如果脊柱有问题不可以做这个体式的练习。

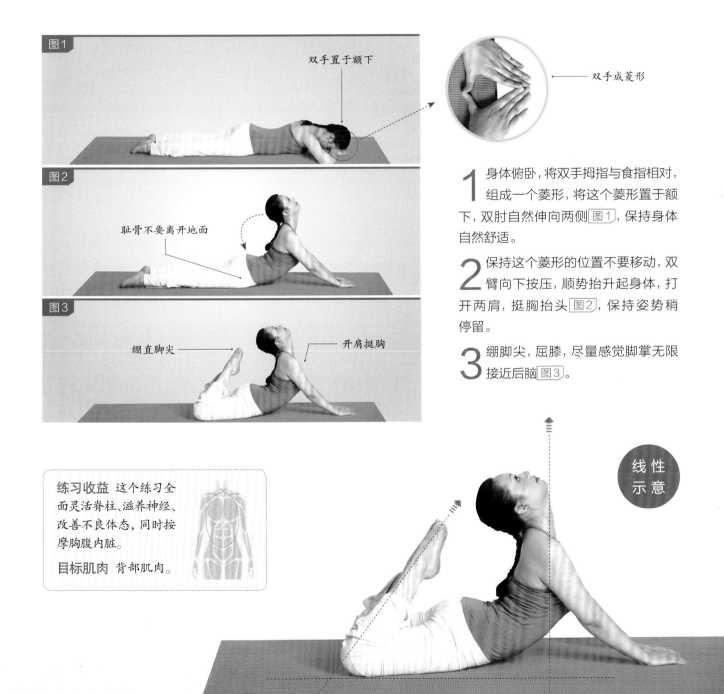

图1　双手置于额下　双手成菱形

图2　耻骨不要离开地面

图3　绷直脚尖　开肩挺胸

1 身体俯卧，将双手拇指与食指相对，组成一个菱形，将这个菱形置于额下，双肘自然伸向两侧 图1 ，保持身体自然舒适。

2 保持这个菱形的位置不要移动，双臂向下按压，顺势抬升起身体，打开两肩，挺胸抬头 图2 ，保持姿势稍停留。

3 绷脚尖，屈膝，尽量感觉脚掌无限接近后脑 图3 。

练习收益 这个练习全面灵活脊柱、滋养神经、改善不良体态，同时按摩胸腹内脏。

目标肌肉 背部肌肉。

线 性 示 意

半蝗虫

Ardha Salabhasana

练习收益 这个练习可以收紧臀部和腰腹肌肉，强化肾脏、心脏；消除胃肠胀气和消化系统的疾患；增强脊柱弹性。由于主要由下背发力双腿抬升，所以这也是椎间盘突出患者可以适度练习的为数不多的躯干超伸练习。同时气血从下三轮流向上三轮有助于生命能量向上提升。

目标肌肉 ①臀部肌肉；②下背肌肉。

1 身体俯卧，下巴放在垫子上，双手大拇指分别按在四指下握拳，掌心向下放在体侧 图1 。

2 吸气，双拳向地面按压，下巴不要离开垫子，抬升左腿 图2 。

3 屏住呼吸，停留5秒，呼气时慢慢地放落左腿。交换体位练习。

线 性
示 意

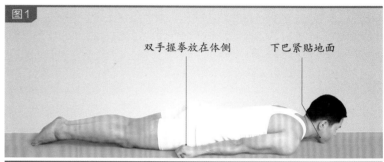

图1
双手握拳放在体侧　下巴紧贴地面

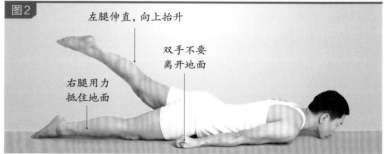

图2
左腿伸直，向上抬升
双手不要离开地面
右腿用力抵住地面

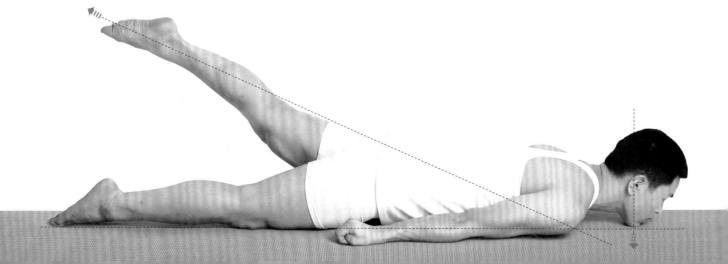

侧抬腿组合

Single Leg Side Lift Ⅲ

这个动作的前两个体式是冠状面(详见第74页)的练习,腿部的外展动作,如果条件许可,可以背靠着墙壁来练习。

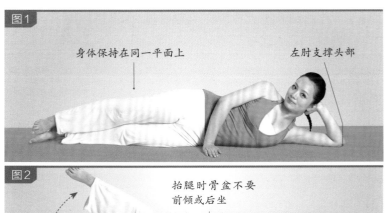

图1

身体保持在同一平面上

左肘支撑头部

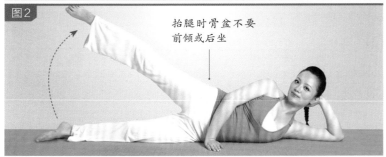

图2

抬腿时骨盆不要
前倾或后坐

1 身体侧卧,双肘弯曲,下面的手托住耳部,上面的手放在肚脐前,支撑身体,使后脑、肩膀、臀部、脚跟保持在一个平面上 图1。

2 吸气,绷直脚尖,向上抬起上面的腿 图2,髋关节外展到极限,正常呼吸。

⚠ 请保持髋关节始终是垂直于地面的,动作的幅度不必太大,但是一定要正确。

3 保持上面的腿不动,慢慢将下面的腿向上抬起,将双脚脚跟贴靠在一起 图3,稍停留。

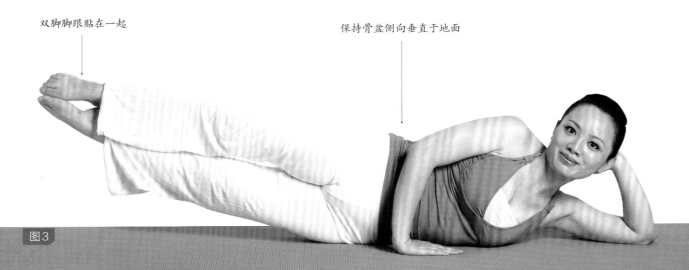

双脚脚跟贴在一起

保持骨盆侧向垂直于地面

图3

练习收益 经常练习这个体位，可美化臀形，减少大腿赘肉，形成腰部曲线。大腿外侧和侧腰肌肉得到强化，身体的稳定性也会有所提高，消化系统也得到适度调理。

目标肌肉 盆部、股部、膝部肌肉。

4 将上面腿的膝关节屈起，旋髋，脚放在下面的大腿前，全脚掌着地，放在肚脐前的手握住脚踝 图4 。

5 下面的腿向后向前旋转，从大腿根部旋转8~10圈 图5 。然后反方向转动。注意别屈膝，别动脚踝。

6 收回双腿侧卧。交换体位练习。

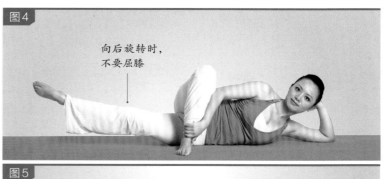

图4

向后旋转时，不要屈膝

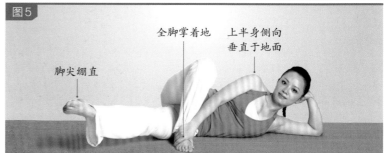

图5

脚尖绷直　全脚掌着地　上半身侧向垂直于地面

线性示意

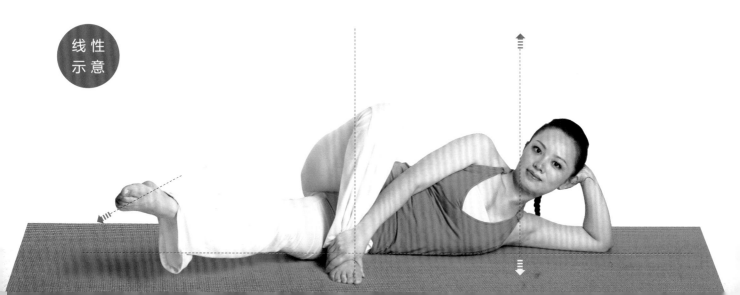

桥功第一式 Setu Bandhasana

桥式中身体的两端同时接触地面，从脚扎根于大地开始，躯干拱向地面上方宽阔的区域，能量传递到胸、颈、头，强化了整个神经系统。

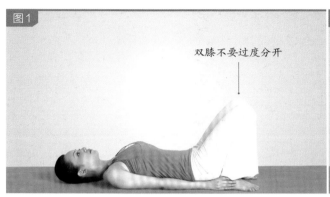

图1

双膝不要过度分开

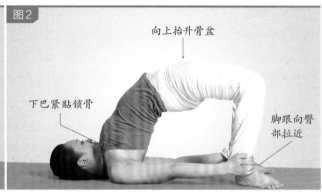

图2

向上抬升骨盆

下巴紧贴锁骨

脚跟向臀部拉近

练习收益 提高腰背部和骨盆的循环和联结，以及胸、骨盆、腹部、腿的能量流动。腰、腹、背、臀的肌肉得到强化。在这个体位上肩关节和胸得以打开，颈椎得以伸展，增加了回流向心脏的血液量，有助于消化，同时帮助控制血压和调整甲状腺及甲状旁腺。

目标肌肉 ①背部肌肉；②臀部肌肉；③大腿后侧肌肉。

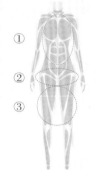

①
②
③

1 仰卧，屈双膝，保持与髋同宽 图1，膝盖与脚尖在一条直线上。

2 双手握住脚踝，将脚跟拉向臀部，全脚掌着地，吸气时抬起骨盆离开地面，并向上抬高胸部，下巴去找锁骨，身体同地面构成一个方形，下巴牢牢地贴住胸骨和锁骨 图2，保持姿势停留30秒。

3 呼气，有控制地感觉脊椎骨逐节地放落，伸直双腿，体会全身放松。

线性示意

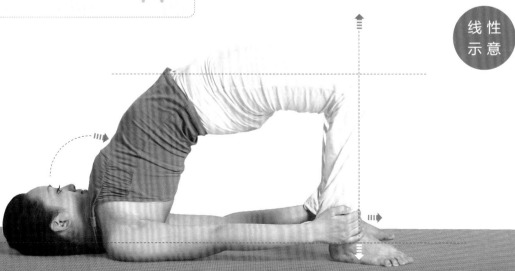

腹式呼吸（横膈呼吸）

这是一个简单有效，同时也是最安全的呼吸练习。这个练习如果熟练掌握了，是可以养成良好的习惯的。

1 **仰卧放松**：双脚脚跟分开约30厘米，脚尖自然向外，双手掌心向上自然摊放在体侧，将头部和身体放置在一条直线上，后脑枕部接触垫子，感觉身体正放松地躺在这里。

2 **呼吸自觉**：闭上眼睛，自由呼吸，不要理会呼吸是深长还是浅短，是有节奏还是紊乱，让身体按照需要去呼吸。每一次吸气，对自己说，我知道我在吸气；每一次呼气，对自己说，我知道我在呼气。渐渐地，呼吸会变得越来越深长，越来越有控制。

3 **呼气练习**：双手放在脐部，每次呼气，感觉小腹内收上提，肚脐贴近脊柱，尾骨也收进身体里。每一次呼气，感觉体内的浊气彻底被呼出。如果做不到，可在每次呼气时收缩口唇，如春蚕吐丝般徐徐吐出气息。

4 **腹式呼吸**：渐渐地感觉每次呼气后，小腹自动隆起吸气，气息沉入肺底，小腹涨起。呼气时，小腹内收上提，肚脐贴近脊柱，尾骨收进身体里。

5 **提示**：如果无法做到吸气时小腹涨起，只要关注每一次呼气时小腹内收上提就可以了。吸气是自发的，不要为了小腹涨起而向上拱起腰背。如果感到憋气，是因为吸气时间太长而呼气时间太短，请彻底呼气后恢复平常的呼吸即可。

每次呼（吸）气时，对自己说，我知道我在呼（吸）气。

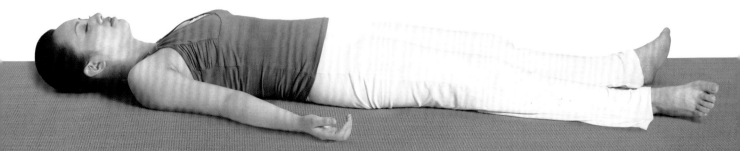

6 **呼吸自觉**：关注呼吸，每次吸气，小腹隆起，每次呼气，小腹内收上提。每次吸气，对自己说，我知道自己正在吸气，每次呼气，对自己说，我知道自己正在呼气。现在，不要干扰呼吸，让身体按照自己的需要去呼吸。

7 **收功**：试着在每次吸气时默念"奥姆（A-U-M-）"，呼气时出声念"奥姆（A-U-M-）"。搓热掌心，用掌心温暖眼睛，按摩面庞，将双手指腹沿上发际向后梳拢每一寸头皮，伸展一下身体，慢慢地侧卧、起身。

注意事项 这个呼吸练习虽然安全，但是练习失误还是会有一些不良反应，包括头晕头疼、憋气、心慌、小腹及腰围加大、增加内脏下垂的程度等。所以，请大家一定按照顺序有步骤地开始练习。

对于这个练习的初始训练来说，仰卧放松的姿势是非常不错的选择，原因是虽然仰卧时背部受压不值得提倡，但是在这个体位上背部是一直在自然曲度上放松伸展着的。与其坐不久就驼背弯腰的诱发身体病变，不如选择仰卧位。

练习收益 腹式呼吸可以改善体内淋巴液流动的速度，这样可以更有效地使体内毒素代谢加快。在这个练习里，所有的腹部器官得到按摩，还有助于调节循环和呼吸系统紊乱，对于减轻身心压力有很大的帮助。

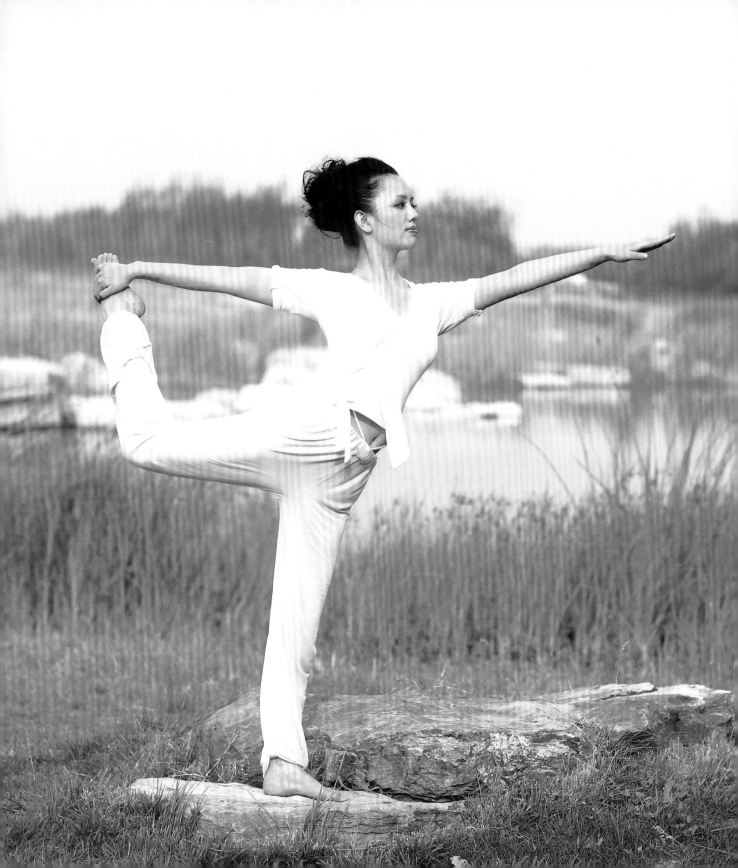

PART 5
中级课程
解放身体，收获健康

这一章，随着体位练习的深入，我们尝试着加入了呼吸、收束的练习，并开始更多地了解瑜伽的理论知识，包括运动安全常识。让瑜伽带领我们的身体更安全与科学地突破与解放。这时候的你可以感受到，生活状态与情绪把握在自己手里是何等舒畅与惬意。

至善坐 Siddhasana

又称高僧坐。Siddha 在梵文中的意思是半神人或德高望重的圣人。在某种程度上，这是比全莲花盘坐更重要的瑜伽坐姿。《哈他瑜伽导论》中指出："在84个瑜伽体位中应该经常练习至善式，它纯净了72000条经络。"圣哲 Siddhas 曾经说："在瑜伽禁制中最重要的是适度饮食，而在体位中最重要的是至善坐。"

1 坐在垫子上，双腿并拢，向前伸直。

2 屈左膝，左脚跟抵住会阴，脚底抵住右大腿，屈右膝，右脚脚趾插入左大腿和小腿间，右脚跟和左脚跟放在一条直线上，右脚跟抵着耻骨，双手自然置于膝上。

> **练习收益** 这一姿势有助于保持身体机能充分平衡，并有助于身体和精神的稳定性。神经系统得到安宁；骨盆区域得到充分的血液供给；缓解膝关节僵硬，预防风湿，有助于生命之气上行。

线性
示意

两脚跟的抵压不应
使身体不舒服。

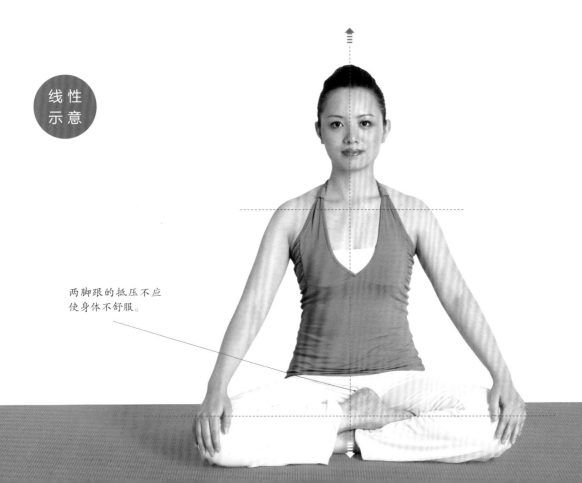

中级体位前热身组合

图1

吸气时耸肩

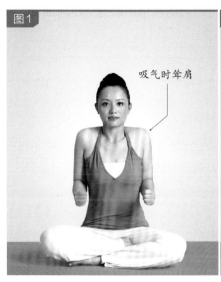

图2

身体的重量在
双臂间移动

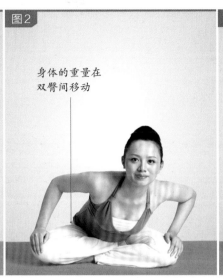

图3

双肘紧贴
膝盖内侧

脚掌踩住
四个手指

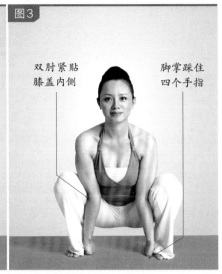

1 保持盘腿坐姿，呼气时低头，下巴放于锁骨处，慢慢地向左转动头部半圈，当转到头部完全后仰时抬起头，感觉头顶向上提拔。

2 然后再次低头，将下巴放回到锁骨处，反方向重复头部动作。

3 双手自两膝抬起，转动手腕，大拇指放在其余四指下握拳，屈起肘关节成90度，双手拳心相对置于身体两侧，两臂放松，吸气时耸肩 图1 ，向前、向下、向后转动肩关节，然后逆时针转动。

4 将双手放归两膝上，深呼吸。

5 保持坐姿，腰背挺拔，从髋关节开始向前俯落身体，至极限，顺时针转动身体，然后逆时针旋转 图2 。正反向旋转的次数要相同。最后一次向前时伸展腰背，收腰腹，向上抬起身体，恢复坐姿。

⚠ 注意，身体的重量在双臂间移动，不要影响坐姿的稳定。

6 打开盘坐，双腿并拢，向前伸直，转动脚腕，按摩双腿。

7 屈双膝，双脚分开，略比肩宽，脚尖指向前，蹲下去，双肘紧贴着膝盖的内侧，前臂贴着小腿的内侧，手指指向小脚趾的方向，脚掌踩着双手大拇指以外的四个手指 图3 。吸气。

8 呼气时，垂下头，慢慢地伸直双膝，臀部向上推起。

9 重复动作至双腿得到充分灵活。

10 将双手自双脚下拿开，置于双脚前，抬头挺胸，收腰腹，让脊柱一节节向上抬升。直到身体直立，按山立功站好。

向太阳致敬 Surya Namaskara

这是瑜伽体式中非常重要也很著名的一套动作，已有久远的历史。如果每日无法拿出时间系统练习瑜伽，只练向太阳致敬也不错。但却并不适合刚接触瑜伽的练习者，否则欲速则不达。

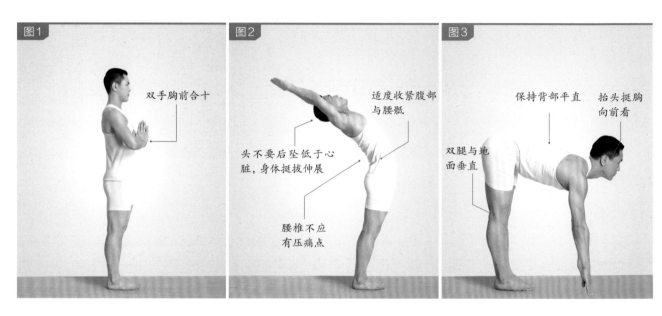

图1 双手胸前合十

图2 头不要后坠低于心脏，身体挺拔伸展　适度收紧腹部与腰骶　腰椎不应有压痛点

图3 保持背部平直　抬头挺胸向前看　双腿与地面垂直

1 按山立功站好，双手在胸前合十保持平衡 图1。唱诵第一个Mantra（真言）：Aum Hram Mitraya Namah（音译：奥姆 哈茹阿姆 梅垂亚 那玛哈）。

2 吸气时慢慢地将合十的双手沿着身体中线向上推，在眉心时打开双手，掌心向前，双手大拇指和食指指尖相触，再次吸气，食指两侧并拢，继续向上。直到两臂伸直，置于耳后，手指向上引领伸展身体。

3 吸气，顶髋，收紧腹、背、臀，脊柱向上，上身向后伸展 图2。在极限停留，正常呼吸。唱诵第二个Mantra（真言）：Aum Hrim Ravaye Namaha（音译：奥姆 哈瑞姆 瑞瓦耶 那玛哈）。

⚠ 注意双腿始终垂直于地面，头不应该后坠低于心脏，否则可能会引发体位性眩晕。

4 呼气，向上抬起身体，伸展手臂，再次吁气时屈肘，双手慢慢地回到胸前合十。保持双腿垂直于地面、提臀、坐骨向上，背部向前放落，坐骨向上，双腿垂直于地面，直到极限时打开双手，指尖向前放在双脚两侧 图3。唱诵第三个Mantra（真言）：Aum Hrum Suryaya Namaha（音译：奥姆 哈茹姆 苏瑞亚 那玛哈）。

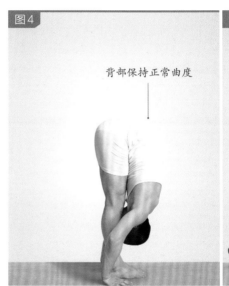

图4

背部保持正常曲度

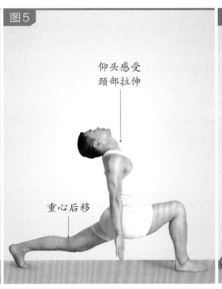

图5

仰头感受
颈部拉伸

重心后移

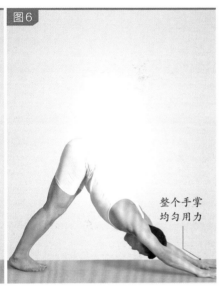

图6

整个手掌
均匀用力

5 再一次呼气时向下折叠身体。头顶指向地面，身体从腰部开始贴靠在双腿上 图4 。注意坐骨向上。

6 吸气，抬头、伸直背、打开肩、向前看，双手放在脚的两侧。将左脚向后推送一大步，呼气时弯右膝，右膝不要超过右脚脚趾，并且和右脚的脚趾在一条直线上，将身体的重心后移，推送回两腿间 图5 。如果身体重量向前，变成了俯卧在腿上，或者耻骨前压，那么从腹股沟发出的神经，就会有可能受到损害。注意一定是坐骨下压。

7 挺胸，胸椎继续向前，仰头向天看，打开肩，双手放在两侧地面上。唱诵第四个Mantra（真言）：Aum Hraim Bhanave Namaha（音译：奥姆 哈茹阿爱姆 班哈那我 那玛哈）。

8 呼气，双手回到右脚两侧，将右脚推送回左脚旁，双手支撑，坐骨向上，现在是顶峰式。下巴去找锁骨 图6 ，停留做4~5次深呼吸。唱诵第五个Mantra（真言）：Aum Hroum Khahaya Namaha（音译：奥姆 哈如姆 卡哈亚 那玛哈）。

⚠ 注意全身的三个点，脚跟尽量向下压，全身的重量放在脚跟上，不要压胸椎。

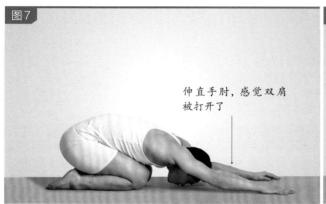

图7

伸直手肘，感觉双肩
被打开了

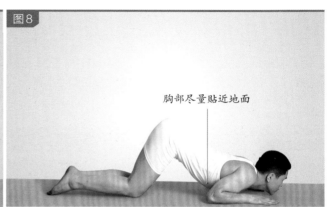

图8

胸部尽量贴近地面

9 弯双膝，跪卧在垫子上，臀部向后推送，接触脚跟，现在是追随者的姿势，伸直手臂，双肩打开 图7。

10 吸气，慢慢抬头，下巴和胸略高于地面，向前推 图8。唱诵第六个Mantra（真言）：Aum Hraha Pusne Namaha（音译：奥姆 哈茹哈 卜思耐 那玛哈）。

⚠ 注意，手肘始终是平行的，臂力达不到这一点，请将两前臂放在垫子上，一定不要将手肘在两侧打开。

11 身体向前推送到极限时，提升上半身，耻骨放落在地面上，双肩打开，后绕下压，抬头向上 图9。如果腰椎无法承受，可以分开双腿，保持深呼吸。唱诵第七个Mantra（真言）：Aum Hram Hiranya Garbhaya Namaha（音译：奥姆 哈茹姆 哈润那亚 戈帕哈亚 那玛哈）。

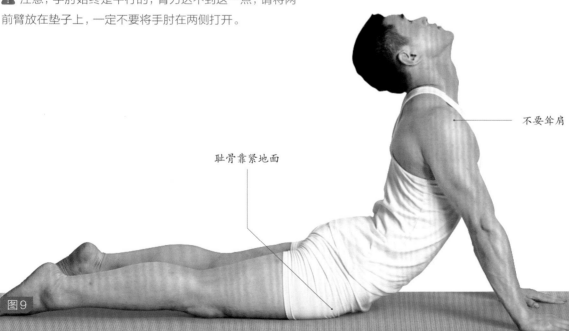

不要耸肩

耻骨靠紧地面

图9

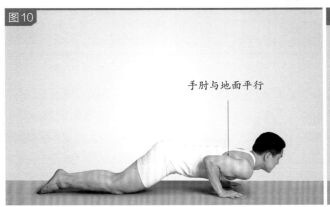

图10

手肘与地面平行

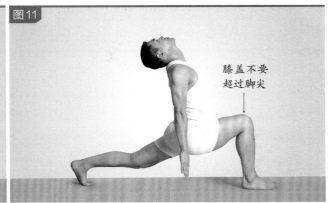

图11

膝盖不要
超过脚尖

12 竖起脚趾，提臀，压腰，肚脐沉向地面，曲手肘，但双臂平行，始终夹肋骨，直到胸部几乎压在垫子上 图10。

13 将身体慢慢地拉回脚跟上，停留一个呼吸。

14 膝盖上提，大腿肌几乎压着胸腹，慢慢抬起身体，脚跟下压，回到顶峰式，保持4~5次深呼吸。唱诵第八个Mantra（真言）：Aum Hrim Marichaye Namaha（音译：奥姆 哈瑞姆 玛瑞差 那玛哈）。

15 吸气，将左脚推送回两手之间，重心放在两腿之间，挺胸，打开肩，胸椎向前，手指尽量放在地面上，膝盖不要超过大脚趾，并且和大脚趾保持在一个方向和一条直线上 图11。唱诵第九个Mantra（真言）：Aum Hrum Aditya Namaha（音译：奥姆 哈茹姆 阿提亚 那玛哈）。

16 双手回到脚的两侧，向前推送右脚，坐骨向天，背伸直，打开肩，向上看。呼气，将整个身体折叠在双腿上，腹、胸贴在腿上 图12。唱诵第十个Mantra（真言）：Aum Hraim Savitre Namaha（音译：奥姆 哈茹阿爱姆 萨维茹 那玛哈）。

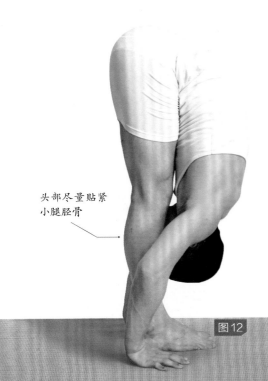

头部尽量贴紧
小腿胫骨

图12

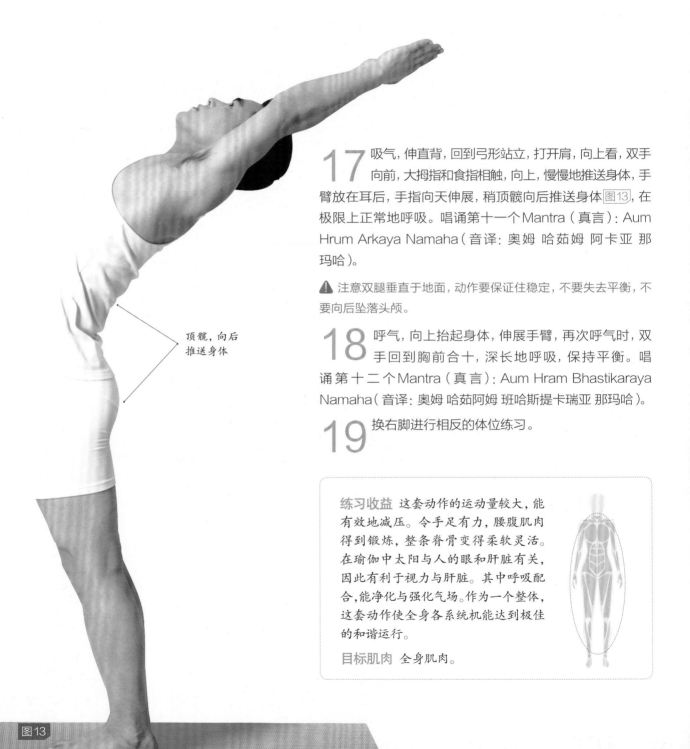

顶髋，向后
推送身体

图13

17 吸气，伸直背，回到弓形站立，打开肩，向上看，双手向前，大拇指和食指相触，向上，慢慢地推送身体，手臂放在耳后，手指向天伸展，稍顶髋向后推送身体 图13，在极限上正常地呼吸。唱诵第十一个Mantra（真言）：Aum Hrum Arkaya Namaha（音译：奥姆 哈茹姆 阿卡亚 那玛哈）。

⚠ 注意双腿垂直于地面，动作要保证住稳定，不要失去平衡，不要向后坠落头颅。

18 呼气，向上抬起身体，伸展手臂，再次呼气时，双手回到胸前合十，深长地呼吸，保持平衡。唱诵第十二个Mantra（真言）：Aum Hram Bhastikaraya Namaha（音译：奥姆 哈茹阿姆 班哈斯提卡瑞亚 那玛哈）。

19 换右脚进行相反的体位练习。

练习收益 这套动作的运动量较大，能有效地减压。令手足有力，腰腹肌肉得到锻炼，整条脊骨变得柔软灵活。在瑜伽中太阳与人的眼和肝脏有关，因此有利于视力与肝脏。其中呼吸配合，能净化与强化气场。作为一个整体，这套动作使全身各系统机能达到极佳的和谐运行。

目标肌肉 全身肌肉。

幻椅式
Utkatasana

练习收益 这个体位可以有效地塑造形体，扩展胸部，增进肢体的稳定，双腿和背部肌肉得以加强，双肩放松，同时温和地按摩腹内器官，心脏也得到保养。

目标肌肉 ①肩背肌肉；②核心肌群；③腿部肌肉。

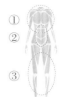

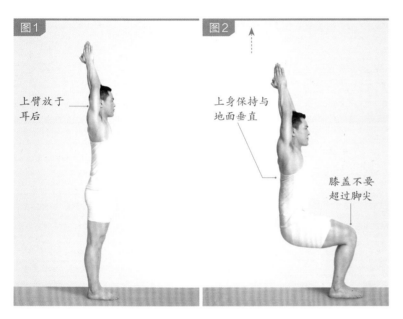

图1　上臂放于耳后

图2　上身保持与地面垂直　膝盖不要超过脚尖

1 按山立功站好，双手合掌置于胸前。吸气，自体前向上伸展双臂，直至上臂放于耳后 图1 。

2 呼气，收缩肛门和会阴，挺直腰背向下坐 图2 ，将身体降至极限时，停留30秒。

3 吸气，借助双臂向上提拉的力量，抬高身体，呼气，双手回到胸前，合掌，调整呼吸，回山立功站好。

⚠ 在练习中请注意挺胸收腹，身体不要向前弯曲，虽然很难保持平衡，但也要尽力挺拔腰背。初习者可背靠墙壁练习。

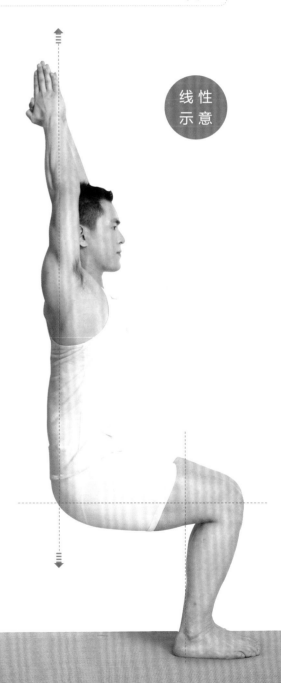

线性示意

战士第三式

Virabhadrasana III

身材匀称，体态优雅，举止稳健端庄，内心和平警醒，这是每个人都希望具有的，也是这个体式可以传递给我们的。要注意的是，心脏有问题的朋友请不要进行这个练习。

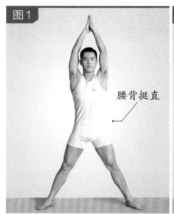

图1

腰背挺直

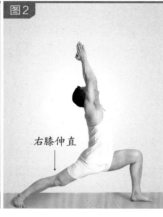

图2

右膝伸直

1 按山立功站好。双手胸前合掌，吸气，双臂自体前向上推举过头，上臂放于耳后，同时双脚分开，略比肩宽 图1 。

2 呼气时，左脚向左转动90度，右脚稍向左。屈左膝，向后推送右腿，身体保持同地面垂直，向下坐，直至左小腿垂直于地面，左大腿平行于地面。

⚠ 注意右膝伸直。关注弯曲的左膝，膝盖不要超过脚趾，并同前三个脚趾维持在同一直线上。身体的重心放于两腿之间，骨盆同地面垂直。

3 吸气，伸展脊柱，抬头，看掌根 图2 。这个姿势叫作"战士第一式"，由此进入"战士第三式"。

4 再次呼气时，将上半身前倾，直到胸部放落到前面的大腿上，保持双手合十，双臂平行于地面伸直 图3 ，在这姿势上保持两次深呼吸。

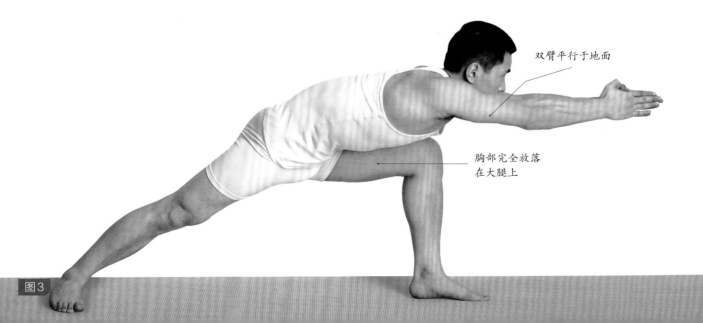

图3

双臂平行于地面

胸部完全放落在大腿上

练习收益 支撑腿的感觉会让人们培养正确的站立姿态，抬起与地面平行的腿使腹内脏器内收，从而加强机能。平衡、集中与注意的能力提高，身体的稳定性增强，从而激发身体的活力和保持敏捷。练习者在这个姿势中所要感知的是一种和谐、均衡与力量。

目标肌肉 核心肌群。

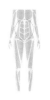

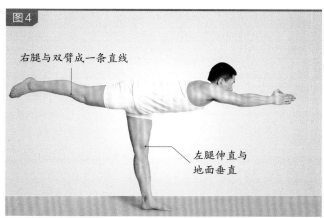

图4

右腿与双臂成一条直线

左腿伸直与地面垂直

5 呼气，身体向前伸展，同时伸直左腿，右腿抬离地面，直到左腿完全伸直，抬起的右腿与地面平行。收腹，合十的双手向前伸展，后面的脚尖向后伸展 图4 ，身体向前和后两个方向用力，保持20秒，深呼吸。

6 呼气时，放落后面的腿，慢慢抬起身体，回到"战士第一式"。再次呼气时，头回正中，吸气，慢慢直立身体，转动身体回正中，放落双手，以山立式稍休息。

7 交换体位练习。

线性示意

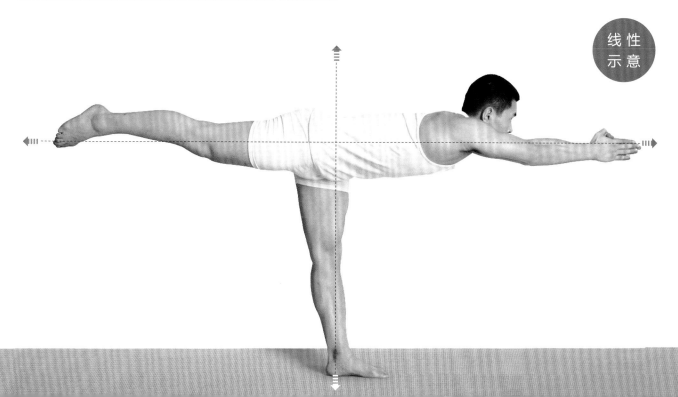

鹰王式 Garudasana

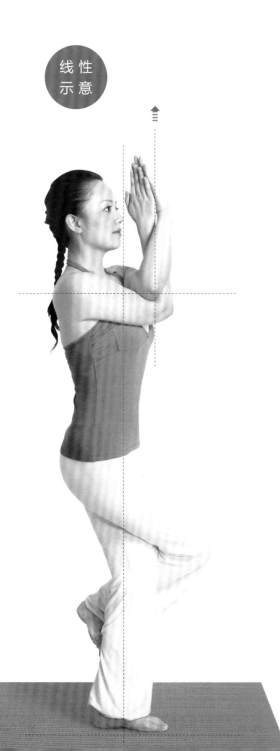

线性示意

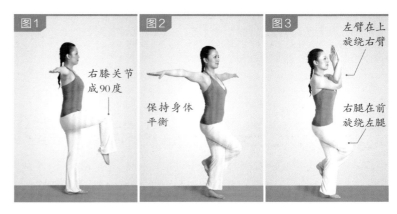

图1 右膝关节成90度

图2 保持身体平衡

图3 左臂在上旋绕右臂 右腿在前旋绕左腿

1 按山立功站好。吸气，右膝屈曲90度，大腿同地面平行，双臂侧平举，掌心向下 图1 。

2 向前伸直右腿，右髋水平内收，到极限时，屈右膝，让右脚贴放在左小腿后面，右脚趾勾住左小腿 图2 。

3 抬起右臂，放在耳后，手指向天，掌心向前。左臂向前，掌心向下。

4 呼气时将左肘置于右肘上，双臂交叉。屈右肘，右手指向天，左前臂推向左，右前臂稍向右，右手稍向上伸展，双手掌心相对，合掌 图3 。保持正常呼吸，停留15秒。

5 吸气，按原路返回山立功。调整呼吸，交换体位练习。

注意事项 请注意在动作中腿与臂的盘绕有如下规律，如果左腿在前旋绕右腿，那么就是右臂在上旋绕左臂。

练习收益 放松肩、肘、腕、膝、踝各关节，心脏得以温和按摩，呼吸系统、免疫机能以及平衡与协调的能力都在这个体式上受益，还有助于防治腿部肌肉痉挛。

目标肌肉 核心肌群。

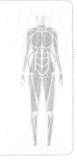

侧角伸展式
Utthita Parsvakonasana

练习收益 这个体式强化了下肢肌肉和关节的力量、耐力与灵活度。髋关节区域赘肉因之减少。扩展了胸部，对心轮和脐轮的刺激使其对呼吸系统及消化系统有益。便秘得以消除，身体平衡感也会加强。

目标肌肉 盆部、股部、膝部肌肉。

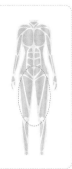

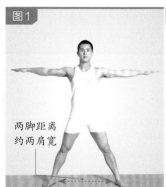

图1

两脚距离约两肩宽

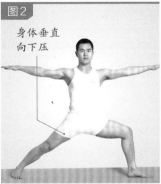

图2

身体垂直向下压

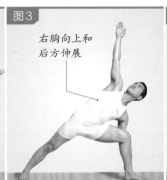

图3

右胸向上和后方伸展

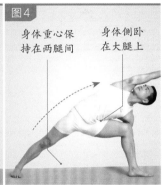

图4

身体重心保持在两腿间　身体侧卧在大腿上

1 按山立功站好。双脚分开约两肩宽，双臂侧平举，掌心向下 图1 。

2 呼气，将左脚左转90度，右脚左转30度。左膝关节屈曲90度。右腿向后，膝关节伸直。坐骨下压，身体垂直向下 图2 ，重心放在两腿间。

3 左腋窝紧贴左膝外侧，左手大拇指靠放在左脚小趾一侧，腹部向右扭转，眼睛看向右手中指，右臂向上伸展，双臂成直线与地面垂直 图3 。为了避免身体向前陷落，我们要将右胸向上和后方伸展。

4 呼气，右臂放落在右耳旁，向前伸展，左侧身体侧卧在左腿上。肩关节与髋关节在一条直线上 图4 ，保持姿势30秒左右，深呼吸。

5 再次吸气时，慢慢按原路回到山立功。调整呼吸，交换体位练习。

线性示意

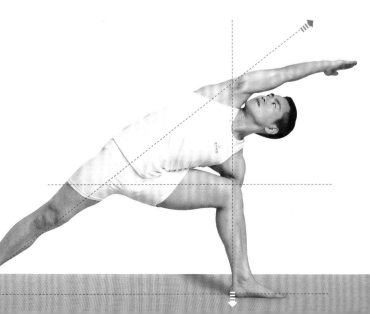

门闩式
Parighasana

练习收益 此姿势可有效缓解腹部皮肤的橘皮纹和肌肉松弛；令髋关节区域的多余脂肪得以消除；腹部脏器功能向好的方向改善；面部肤质及气色均会向好的方向发展；脊神经得到滋养，背部的僵硬强直也得到缓解。

目标肌肉 躯干肌肉。

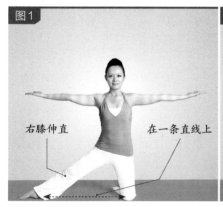

图1

右膝伸直　　在一条直线上

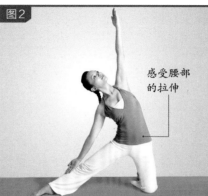

图2

感受腰部的拉伸

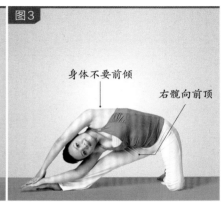

图3

身体不要前倾　　右髋向前顶

1 跪立在垫子上，右髋外展，抬右腿。右膝伸直，右脚趾指向右侧，左膝同右脚拇趾在一条直线上，左大腿垂直于地面。翻转掌心向上，双臂侧平举 图1。

2 呼气时，躯干向右侧折弯，保持双臂在一条直线，右手贴放在伸直的右腿上，向右脚趾的方向推送 图2。

⚠ 为了保证左肩和胸不向前陷落，请尽力地将左肩和胸用力地向上和向后提拉，同时将右髋稍向前顶。

3 呼气时，放落左臂，保持肩、髋、臂在一个平面，双手合掌，放置在右脚上 图3，保持姿势停留20秒。

4 吸气，向上伸直左臂，提拔身体，抬起右臂，呼气时，翻转掌心，双臂回体侧，收回右腿，跪坐在双脚的脚跟上，掌心向上，十指相对，深呼吸。

5 交换体位练习。

线性示意

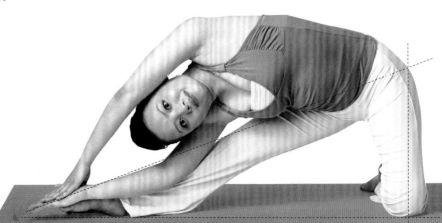

脊柱扭动式

Ardha Matsyendrasana Ⅰ

练习收益 背痛得到缓解；腰腹围度缩小；所有的腹内脏器都会在这个练习中得到按摩；情绪得到稳定，还可为消化不良、便秘、糖尿病，以及肝、脾的机能提供良好的保健。

目标肌肉 躯干肌肉。

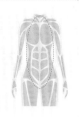

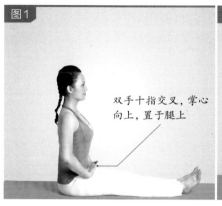

图1

双手十指交叉，掌心向上，置于腿上

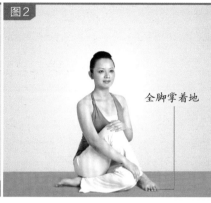

图2

全脚掌着地

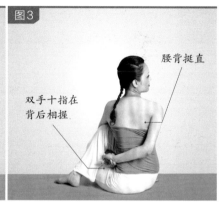

图3

腰背挺直

双手十指在背后相握

1 坐在垫子上，双腿并拢，向前伸直 图1 。

2 屈双膝，左小腿自右膝下穿出，左脚跟放落在右臀外侧，抬右腿跨过左膝，保持右小腿垂直于地面，右膝和右肩的间距在15厘米左右 图2 。

3 抬左臂，身体在腰部的带动下，向右侧扭转90度。直至左腋抵在右膝外侧。左手穿过右膝，然后右臂向右后方绕过身体，十指在背后相握。眼睛看向身体的右后方 图3 。

4 吸气，打开双手，伸直双腿，回到腰背挺拔的坐姿。掌心向上，十指相对，深呼吸。

5 交换体位练习。

线性示意

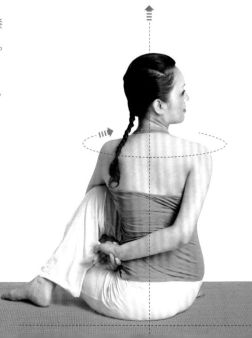

坐角式
Upavistha Konasana

注意事项

在坐角式的练习中双腿夹角可以根据练习者的身体状况适当增大或缩小。但尽量做到双腿背面和臀部一直紧贴着地面。双脚掌垂直于地面。

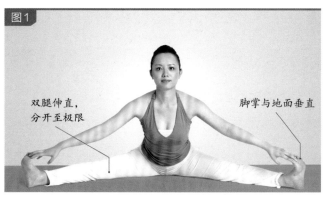

图1

双腿伸直，分开至极限

脚掌与地面垂直

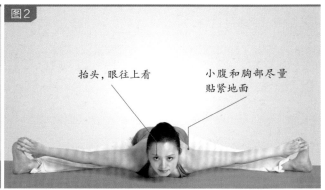

图2

抬头，眼往上看

小腹和胸部尽量贴紧地面

1 坐在垫子上，双腿并拢，向前伸直，挺直腰背，双腿向两侧分开至极限。脚掌保持与地面垂直，脚趾始终向上。

2 呼气，以腰骶为支点有控制地向前推送身体，直到双肘可以放到地面上。将双臂向两侧打开，大拇指向下抓握住脚的大拇趾的一侧，使脚掌垂直于地面，脚趾指向天花板。

3 再次呼气时保证腰背挺直，向前，打开肩，挺胸，向上看 图1 ，在这姿势上稍停留。

4 呼气时继续向前伸展背，弯曲身体。小腹、胸部、下巴依次放落到地面上 图2 ，深呼吸。保持姿势停留20秒。

5 慢慢地抬起胸，左手握左脚，向左侧伸展身体，抬右手从身体的右侧向上伸展，越过头部，抓握住左脚 图3 ，深呼吸，保持此姿势稍停留。

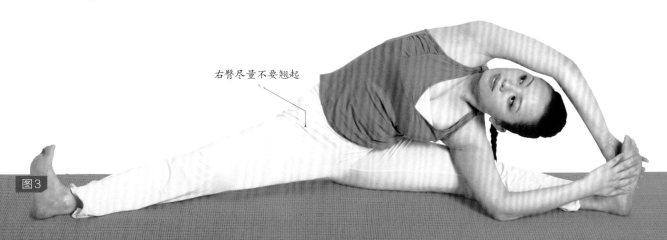

右臀尽量不要翘起

图3

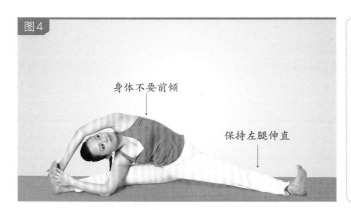

图4

身体不要前倾

保持左腿伸直

练习收益 这个体式可刺激和旺盛女性卵巢、男性前列腺，对于生殖腺体有很好的保养作用。骨盆区域循环旺盛；疝气、月经不调等疾患得以防治；下腹部赘肉减少；髋关节得以灵活放松，髋内收肌群在最大程度上被伸展；坐骨神经痛也会得到减轻。

目标肌肉 ①背部肌肉；②盆部、股部、膝部肌肉。

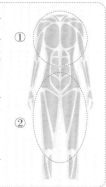

①

②

6 吸气，稍抬身体，将身体转向前，右手继续抓握住右脚，身体向右侧伸展，左臂从身体左侧向上举过头，抓握住右脚 图4，保持姿势稍停留。

7 将身体再次转向前，左手在体前沿地面向左侧推送，回到双手抓握住脚掌，胸腹贴向地面，保持扩胸的姿势，稍停留。

8 再次吸气，有控制地抬头，抬身体，扩张胸部。

9 将双手从双脚上拿开，回到双腿并拢，向前伸直，挺直腰背，保持坐稳的姿势，掌心向上，十指相对，深呼吸。

线 性
示 意

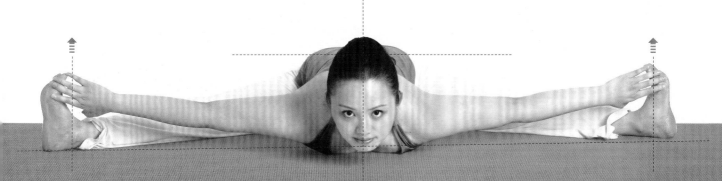

前伸展式 Purvottanasana

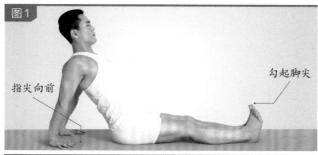

图1

指尖向前

勾起脚尖

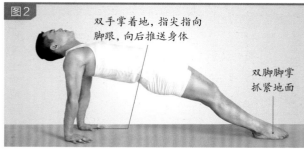

图2

双手掌着地，指尖指向
脚跟，向后推送身体

双脚脚掌
抓紧地面

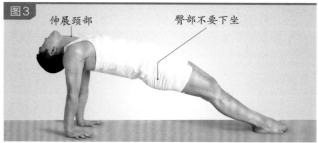

图3

伸展颈部

臀部不要下坐

1 坐在垫子上，双腿并拢，向前伸直。

2 双手掌向后推送，放在臀后，指尖向前，距离臀部约一个手掌的距离。保持腰背平直向后倾身体。勾起脚尖 图1 。

3 呼气，髋关节向上，骨盆抬离地面，脚掌和手掌支撑着身体，双臂同地面垂直，向上推送髋关节，伸直双肘和双膝 图2 。保持姿势停留8秒。

4 呼气，头部向后垂落，伸展颈部 图3 ，保持姿势30秒，正常呼吸。

5 呼气，屈双肘，骨盆下压，回到地面，双腿并拢伸直，掌心向上，十指相对，深呼吸。

练习收益 这个体式的练习可以加强肩伸展肌群和髋伸展肌群的力量；增加肩带、骨盆带和整个躯干的稳定性。身体前侧强烈地伸展可以消除由于后屈姿势的练习所带来的疲劳。全身各大关节都在这个姿势中得到锻炼。

目标肌肉 ①肩部肌肉；②体后伸肌群。

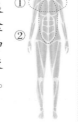

①
②

线性示意

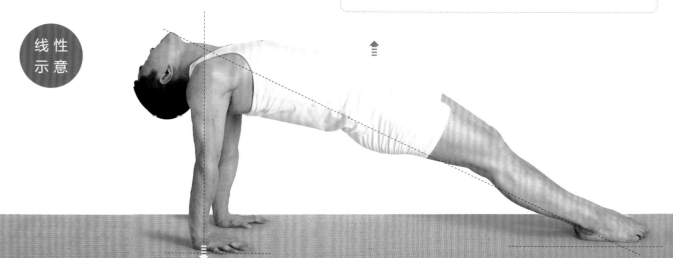

腿旋转式 Leg Gyration

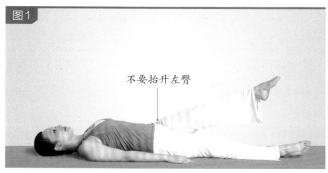

不要抬升左臀

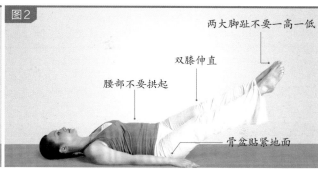

两大脚趾不要一高一低

双膝伸直

腰部不要拱起

骨盆贴紧地面

1 身体仰卧，双手掌心向下，置于体侧。吸气，抬左腿，伸直膝盖图1。左腿带动左脚尖顺时针划圈，6~12圈后稍停留。

2 向逆时针方向旋转6~12圈。呼气，有控制地放落左腿。

3 调整呼吸，吸气，抬右腿，伸直右膝，呼气，顺时针转动右腿6~12圈。

4 逆时针旋转6~12圈。

5 再一次吸气时，抬双腿，呼气，顺时针双腿划圈，可以并拢双腿，保持双脚的大脚趾一侧并拢图2。再次呼气时，顺时针转动两腿，转动6~12圈。

6 逆时针旋转6~12圈。

7 双腿回正中，呼气时，有控制地放落。

线性
示意

练习收益 骨盆稳定性在这个体位中得到锻炼；腹肌，尤其是腹斜肌得到补养；大腿肌也在动作中得以加强；腹和大腿区域的赘肉被消除；消化系统也会在这个体位中得到调理。

目标肌肉 ①核心肌群；②盆部、股部肌肉。

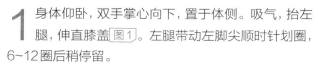

① ②

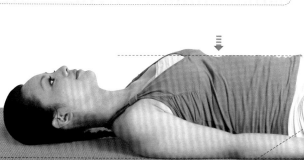

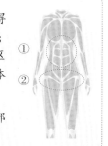

侧提组合
Side Kick Forearm

练习收益 身体核心肌肉得到增强；躯干稳定性提高；侧腰及髋部赘肉减少。

目标肌肉 ①躯干肌肉；②大腿肌肉。

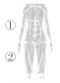

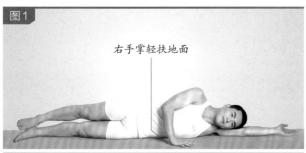

图1 右手掌轻扶地面

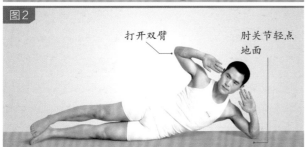

图2 打开双臂　肘关节轻点地面

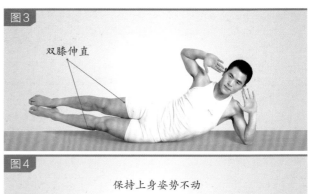

图3 双膝伸直

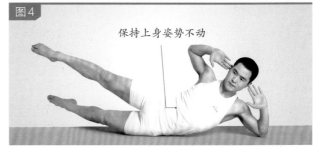

图4 保持上身姿势不动

1 身体侧卧，下面的手臂枕在耳下 图1 。

2 屈双肘，双手置耳后。利用侧腰的力量向上抬高躯干，肘关节轻点地面 图2 。

3 将双腿抬离地面，保持身体侧向垂直于地面 图3 。

4 双膝伸直，上面的腿向前，下面的腿向后，振动两下 图4 ，然后交换，重复双腿的剪刀姿势5次。换体位练习。

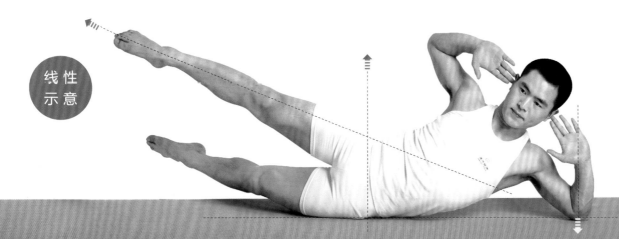

线性示意

弓式
Danurasana

练习收益　这个体式加强了背部伸展肌群和髋伸展肌群的力量；体前侧及髋屈肌群则得到伸展。

目标肌肉　①背部肌肉；②肩部肌肉。

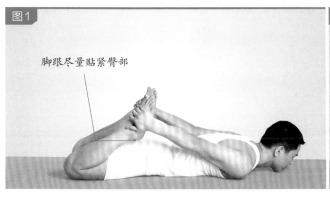

图1

脚跟尽量贴紧臀部

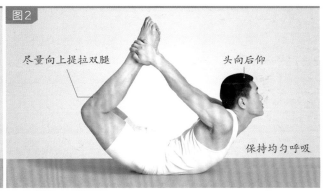

图2

尽量向上提拉双腿

头向后仰

保持均匀呼吸

1 身体俯卧，双膝分开约有一个横拳，脚趾向后，双臂置于体侧。

2 屈双膝，小腿抬起贴向臀部，双臂向后伸展，用双手握住双脚 图1。

3 吸气。打开双肩，挺胸。胸、背、腿同时抬离地面。尽量抬升躯干，使背部成为凹拱形。呼气时抬头。用肚脐和耻骨之间的区域接触地面，支撑身体 图2，保持姿势15秒，正常呼吸。

4 呼气，松开两脚踝，有控制地将双腿和身体放落回垫子上，侧过脸，俯卧休息。

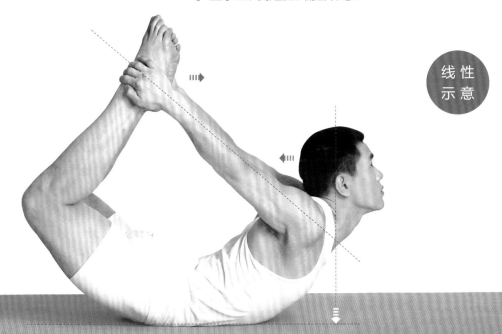

线性示意

桥式平衡 Toia Dandasana

首先进入基础部分

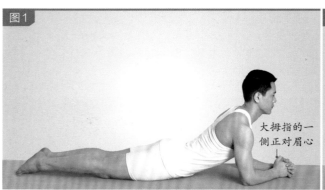

图1

大拇指的一侧正对眉心

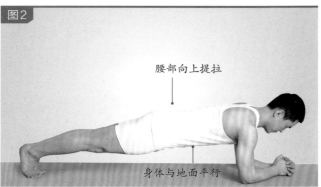

图2

腰部向上提拉

身体与地面平行

1 身体俯卧，屈双肘，将双手放于头的两侧，十指交叉。双脚的脚趾竖起。保证两前臂和胸部构成一个等边三角形。十指交叉，双掌握拳，大拇指的一侧正对着眉心 图1。

2 深吸气，呼气时收腹肌，慢慢带动身体离开地面，身体同地面平行 图2。每次呼气感觉肚脐向脊柱方向提拉，保持姿势停留20秒。

3 呼气时，放落身体，双手同体侧，侧过脸，稍休息。

4 保持基本桥式平衡，即双手十指交叉握拳，大拇指一侧正对眉心，双臂和前胸构成等边三角形，整个身体同地面平行的姿势。感觉腰间如同被一根细线提拉，向上抬起。每次呼气肚脐贴向脊柱，腰背稍向上抬起2厘米，双脚和双臂不动。再次呼气时，回到基本桥式平衡。

5 重复向上向下放落的姿势10次。

6 呼气时，将身体放落，侧过脸，稍休息。

线性示意

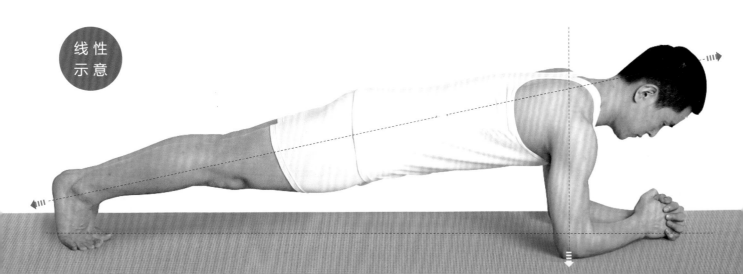

难度再高这样做

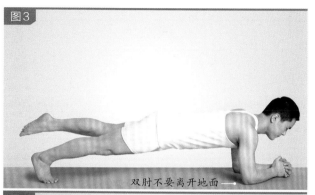

图3

双肘不要离开地面

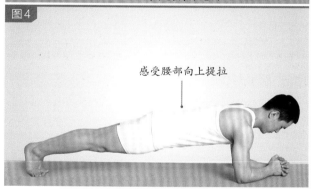

图4

感受腰部向上提拉

7 仍然保持基本桥式平衡，呼气时，用腹肌带动左腿，离开地面抬高约25厘米 图3，在这姿势上停留，每次呼气，肚脐贴向脊柱，保持姿势15秒。

8 呼气时放落左腿回到基本桥式平衡，再次呼气时抬右腿，用腹肌带动右腿抬起25厘米，保持姿势15秒。

9 呼气，放落右腿，回到基本桥式平衡 图4。

10 呼气时有控制地放落身体，侧过脸，稍休息。

难度更高这样做

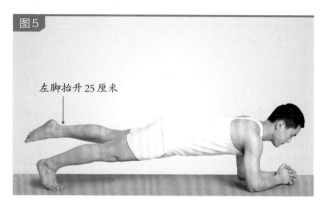

图5

左脚抬升25厘米

11 由基本桥式平衡开始，呼气时用腹肌带动，抬左腿，左脚离开地面25厘米左右 图5，每次呼气时，整个腰背带动着左腿向上提升2厘米。

12 呼气，放回到第三阶段的体式。

13 重复起落的姿势8~10次，然后放落左腿，回到基本桥式平衡。

14 再次呼气时抬右腿，离开地面25厘米，重复呼气抬，呼气落的姿势，8~10次。

15 呼气时放落右脚，回到基本桥式平衡。然后俯卧，侧过脸，稍休息。

练习收益 桥式平衡可以有效地锻炼腹横肌，使凸起的腹部内收；调整不良体态，塑造形体；强健腹肌和背肌，避免腰背扭伤或受到其他的伤害。

目标肌肉 核心肌群。

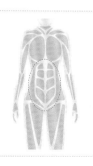

海狗式 Sea-lion Pose

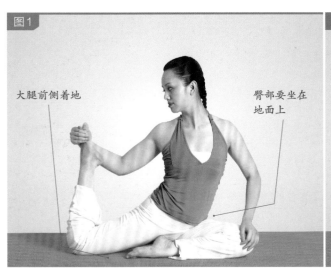

图1

大腿前侧着地

臀部要坐在地面上

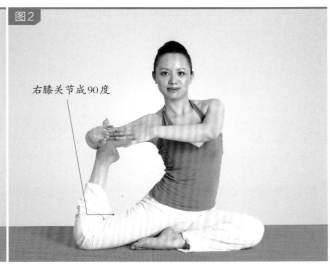

图2

右膝关节成90度

1 坐在垫子上，双腿并拢，向前伸直。屈左膝，左脚掌贴放在右大腿根部，外展右髋，右臂放在右脚前，支撑身体，身体稍转动，让整个右腿的前侧，完全贴放在地面上。

2 呼气，屈右膝，右手握住右脚掌，左手放在左膝上，将肚脐转向身体右侧，眼睛回看向脚掌 图1 ，稍停留。

3 用右手握住右脚掌，将右脚勾在屈起的右肘上，打开左手，掌心向上，双手十指相扣于胸前，右脚掌向外打开，保持右膝关节成90度 图2 。

练习收益 这个体位主要伸展了体侧的肌群；肱三头肌也在这个姿势中得到伸展；脐轮和心轮是这个姿势的主刺激脉轮；呼吸系统、消化系统都会受益；平衡能力得到增强；身体的主要关节也变得灵活。

目标肌肉 ①肩部肌肉；②躯干肌肉。

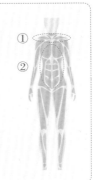

① ②

图3

左肘放置脑后

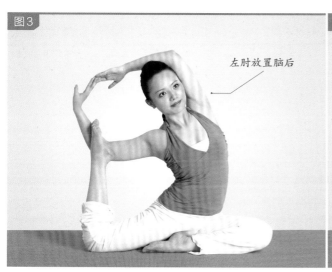

图4

脚心贴向侧腰

左手撑在左膝上

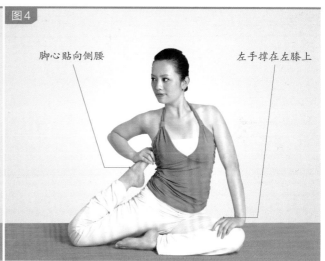

4 吸气时，向上抬左肘，外展左肩，让左肘自体前推送到头后，肘尖指向头顶。交叠的手指向右侧撑开，保证右肘关节和右膝关节成为90度，眼睛向左前方看去 图3 。

5 在这姿势上保持15秒，正常呼吸。

6 呼气时，左肘绕过头部自体前放于胸前。右手抓握右脚掌，将右脚尖贴向侧腰，眼睛看向右侧 图4 ，保持姿势停留15秒。

7 吸气，打开右腿放落，扭转身体，伸直双腿，挺直腰背，调整呼吸。

8 交换体位练习。

线 性
示 意

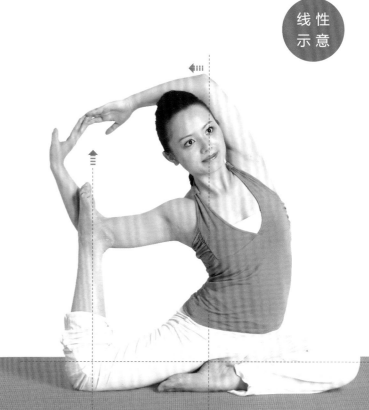

犁式 Halasana

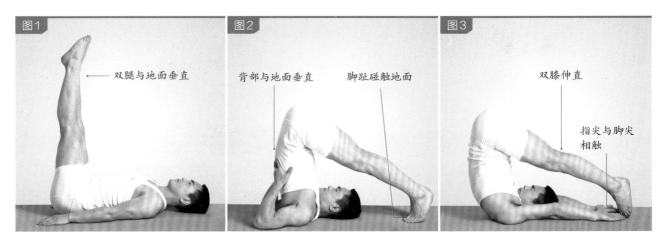

图1　双腿与地面垂直

图2　背部与地面垂直　脚趾碰触地面

图3　双膝伸直　指尖与脚尖相触

1 身体仰卧, 双手掌心向下, 自然地放在垫子上。双腿并拢, 吸气, 向上抬双腿至与地面垂直 图1 。

2 呼气, 双手掌心下压, 腰腹和背部用力, 向上提起身体, 尽量地让双腿向头后方推送, 下巴推送至锁骨或胸骨。伸直双膝, 背部垂直于地面 图2 。

3 双腿伸直, 将双脚脚趾绷起, 接触地面并尽量向上推送。保持姿势30秒。

4 双手自体侧向上, 掌心向上, 放于双腿下 图3 。保持姿势稍停留。如果下面的姿势无法完成, 就请直接收功。

练习收益 在这个姿势中整个神经系统得到滋养; 脊柱得以放松; 所有的腺体, 尤其是甲状腺、甲状旁腺、扁桃体等颈部腺体得到调整。由于动作本身有利于能量向上提升, 所以生殖、消化、呼吸、循环等系统的小毛病都会改善; 肩背痛得以缓解。

目标肌肉 核心肌群。

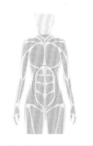

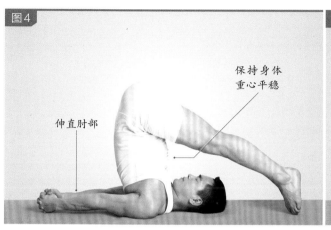

图4

伸直肘部

保持身体
重心平稳

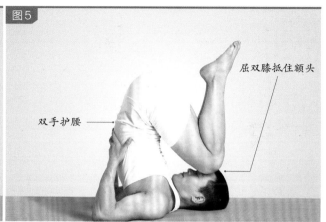

图5

双手护腰

屈双膝抵住额头

5 双臂放回到身体两侧。十指相扣，掌心相合，伸直肘部。双脚和双手向两个方向伸展。保持背部垂直于地面 图4 。

6 收双手护腰，屈双膝置于额上 图5 ，有控制地落下背部。放落双腿，回到仰卧位。

⚠ 在训练的过程中，始终保持双膝的伸直。在收功的过程中，不要出现身体重心不稳使头颅骤然抬起离开垫子的现象。

线 性
示 意

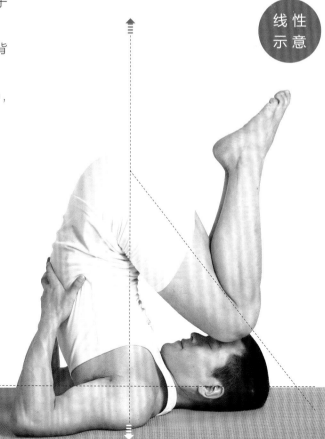

榻式
Paryankasana

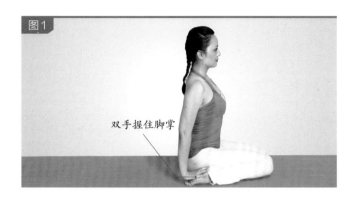

图1

双手握住脚掌

1 以英雄式跪坐在垫子上，挺直腰背，双手握住脚掌 图1 。

2 呼气，向后仰卧，屈肘先用双臂肘部支撑身体，再次呼气时向上挺胸，撑起腰背，让头顶支放在垫子上 图2 。

练习收益 对甲状腺及甲状旁腺的刺激效果明显，对减压和体重控制的作用更大；呼吸系统得到扩张从而使呼吸更为深长有效；胸腺也在这体式中得以按摩，进而得到提高免疫力的益处；脊柱弹性增强和大腿前侧肌肉得到伸展。

目标肌肉 背部肌肉。

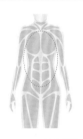

感受颈部拉伸　　　　背部呈拱形离开地面

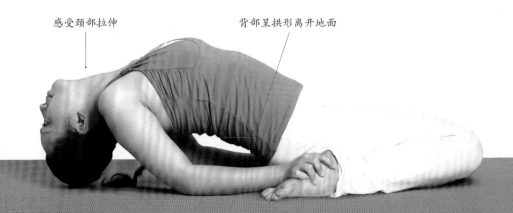

图2

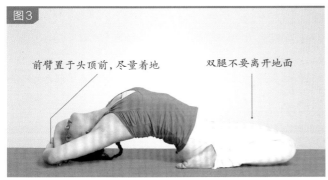

图3

前臂置于头顶前，尽量着地　　双腿不要离开地面

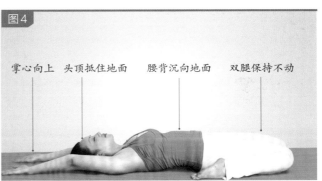

图4

掌心向上　头顶抵住地面　　腰背沉向地面　　双腿保持不动

3 向上伸直手臂，上臂放于耳后，屈双肘，手掌握住对侧肘关节，尽量地让两前臂放落在头顶前地面上 图3 ，保持姿势停留30秒到1分钟。

4 呼气时打开双手沿地面向上伸展，同时让头部有控制地滑落到地面上 图4 ，成卧英雄式。

5 再次吸气时让双手放回到脚掌上，屈双肘支撑身体，回到英雄式，掌心向上，十指相对，深呼吸。

线 性
示 意

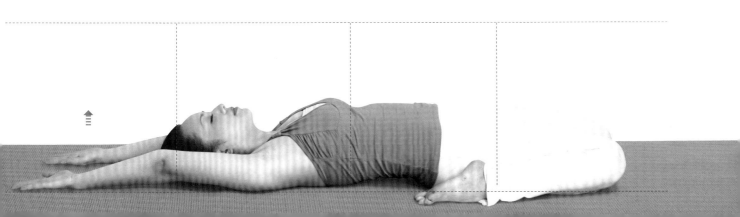

清理经络调息
Nadi Shodan Pranayama

第一阶段

1 用大拇指轻轻按住右鼻孔。只用左鼻孔呼吸，最好将吸气和呼气的时间长度控制一致。也就是吸气时从1数到5，呼气时也要从1数到5。这个阶段的重点就是要学会控制吸气和呼气的过程。这样单鼻孔呼吸5次，然后交换鼻孔。只用右鼻孔呼吸，做5次。然后放开手，用双鼻孔呼吸5次。

2 重复练习3~5组。

3 数息口令可以是：轻轻闭合右鼻孔，吸、2、3、4、5，呼、2、3、4、5。这样重复5次后，第6次：换、吸、3、4、5，呼、2、3、4、5。这样再重复5次后，第6次：换放、吸、3、4、5，呼、2、3、4、5，再重复5次。

第二阶段

1 用大拇指轻轻按住右鼻孔，通过左鼻孔吸气，然后闭住左鼻孔，用右鼻孔呼气。然后右鼻孔吸气，闭住右鼻孔，用左鼻孔呼气，这是一个回合，重复5次。然后从右鼻孔先开始这个过程，重复5次。然后放开手，用双鼻孔呼吸5次。

2 数息口令可以是：轻轻闭合右鼻孔，吸、2、3、4、5，换、呼、3、4、5，吸、2、3、4、5，换、呼、3、4、5，左鼻孔每吸气一次，计数一次.重复五次。换右鼻孔先开始，重复5次。然后放、吸、3、4、5，呼、2、3、4、5，双鼻孔呼吸5次。

3 重复练习3~5组。

第三阶段

1 用大拇指轻轻按住右鼻孔，通过左鼻孔吸气，然后闭住双鼻孔，屏息，用右鼻孔呼气。然后右鼻孔吸气，闭住双鼻孔，屏息。用左鼻孔呼气，这是一个回合，重复5次。然后从右鼻孔先开始这个过程，重复5次。放开手，用双鼻孔呼吸5次。在这个过程里，吸、屏、呼的时间要保持一致。

2 数息口令可以是：轻轻闭合右鼻孔，吸、2、3、4、5，屏、2、3、4、5，换、呼、3、4、5，吸、2、3、4、5，屏、2、3、4、5，换、呼、3、4、5，左鼻孔每吸气一次计数一次，重复五次。换右鼻孔先开始，重复5次。然后放、吸、3、4、5，呼、2、3、4、5，双鼻孔呼吸5次。

3 这是一个回合，可做3~5组。

第四阶段

1 用大拇指轻轻按住右鼻孔，通过左鼻孔吸气，然后闭住双鼻孔，屏息，用右鼻孔呼气。然后闭住双鼻孔，屏息，然后右鼻孔吸气，闭住双鼻孔屏息，用左鼻孔呼气，闭住双鼻孔屏息。这是一个回合，重复5次。然后从右鼻孔先开始这个过程，重复5次。然后放开手，用双鼻孔呼吸5次。在这个过程里，吸、屏、呼的时间一致。

2 数息口令可以是：轻轻闭合右鼻孔，吸、2、3、4、5，屏、2、3、4、5，换、呼、3、4、5，屏、2、3、4、5，右、吸、3、4、5，屏、2、3、4、5，换、呼、3、4、5，屏、2、3、4、5，左鼻孔每吸气一次计数一次。重复五次。换右鼻孔先开始，重复5次。然后放、吸、3、4、5，呼、2、3、4、5，双鼻孔呼吸5次。

3 这是一个回合，可做3~5组。

> **注意事项**　心脏病及高/低血压患者只可练习第一，二阶段，要注意始终保持放松。这个练习的要点是掌握好左右鼻孔呼吸的长度和次数。数息对于这个练习很重要，尽量在练习前将所有的指示口令弄明白。
>
> 经过几个月的系统练习，吸、屏、呼的频率可逐渐增加到吸1，屏4，呼2。当适应了这个频率后，可加至吸1，屏6，呼4，在这个基础上掌握后可渐加至到吸1，屏8，呼6，但一定要非常谨慎地练习。不要勉强身体。

调息可以唤醒体内休眠的能量，血液中的毒素和肺中的浊气被彻底清除，心境也会变得平和清澈！

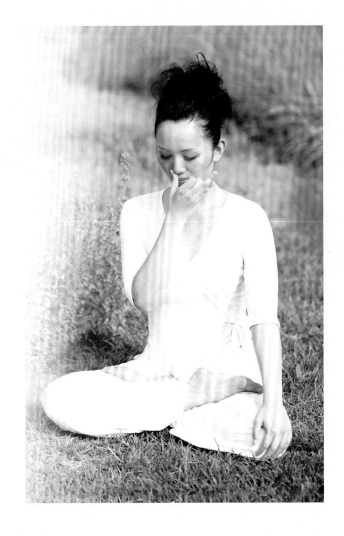

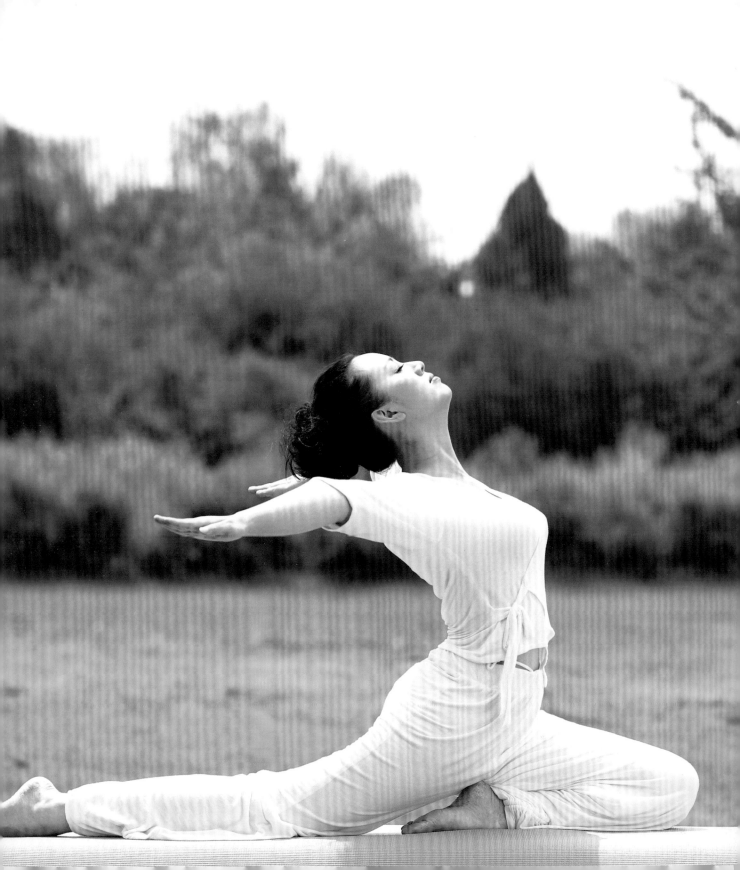

PART 6

高级课程

让心灵更自由

现在我们将进入瑜伽的高级阶段练习，遵循每一个练习的原则仍是保证身体获得健康的前提。你会发现你的身体可以做到的动作难度越来越大，身体获得的解放与突破也令你感到意外，同时心灵也在其中得到净化与自由。

高级体位前热身组合

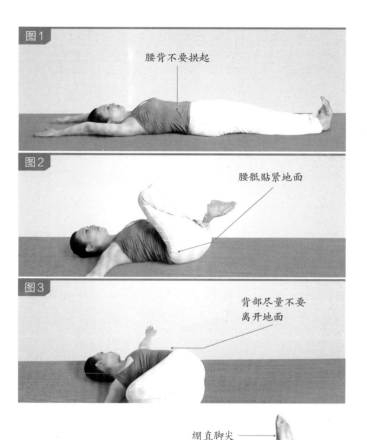

图1
腰背不要拱起

图2
腰骶贴紧地面

图3
背部尽量不要离开地面

绷直脚尖

图4

1 身体仰卧，自然呼吸。

2 吸气时睁开双眼，并拢双腿，双臂伸展过头部 图1。注意腰背不要过度向上拱起。

3 双臂下落，与肩同高，双手掌心向下。再次吸气弯双膝，呼气时将两膝压向胸 图2。注意腰骶尽量不要离开地面。

4 双膝并拢，深深地吸气，再次呼气时，向左侧转头，眼睛看向左臂，将双膝尽量地转向右腋窝 图3。

5 吸气，慢慢地将头和双膝转回正中。做相反的体位，眼睛看向右肘，双膝指向左腋窝，吸气，慢慢地将头和双膝转回正中，呼气时放落。尽量让背部不要离开地面。

6 绷直双脚脚尖，吸气时，向上抬左腿，与地面成90度，脚尖指向天 图4。

7 勾脚，将脚跟指向天，脚尖指向自己，呼气，下压脚跟，缓慢地将腿放在垫子上。

8 吸气，绷直右脚脚尖，向上抬右腿，与地面成90度。呼气，勾脚趾，脚跟向天，同时缓慢地向下压右脚跟，直到右腿放到地面上，重复这个练习。

腿部卧展式 Supta Padangusthasana & Jathara Parivartanasana

1 仰卧，双膝并拢，双腿伸直，双手自然置于体侧。

2 吸气，尽量高地抬起左腿。双手沿左腿向上抓握，抓住脚踝。在这个姿势上停留，保持左腿在极限边缘伸展的同时用右手沿腿后侧轻柔地按摩 图1。

3 双手握住左脚踝，在双腿伸直的情况下将左腿尽量拉向身体，拉至极限时呼气，身体与头部一同向上抬起，用鼻子和下巴接触膝盖 图2。为了保证右腿平贴地面，可以在抬起身体后将右手按压在右腿上。保持这个姿势20秒。

4 呼气，左手抓住左大脚趾，屈左膝，将左小腿横放在胸前，同时屈左肘，让头部穿过左小臂，枕在上面 图3。保持姿势停留20秒。

5 吸气时回到体位1，右手侧平举与右肩等高，放置在地面上。左手牢牢勾住大脚趾，向左侧有控制地放落左腿，左膝伸直，左臂抬起伸展，向右转头 图4，看向右手中指。保持姿势停留20秒。

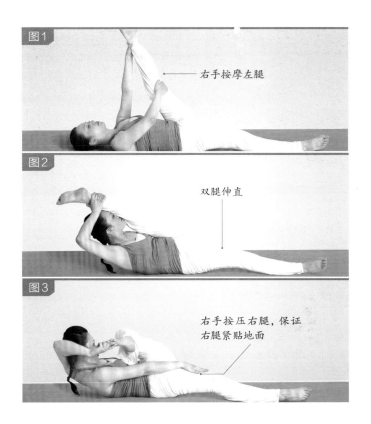

图1 ← 右手按摩左腿

图2 双腿伸直

图3 右手按压右腿，保证右腿紧贴地面

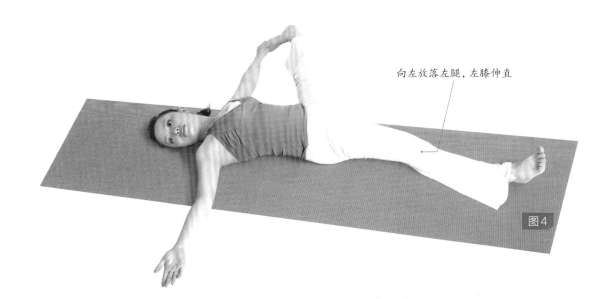

向左放落左腿，左膝伸直

图4

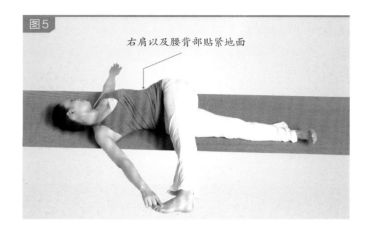

图5

右肩以及腰背部贴紧地面

6 吸气，左手勾左脚大脚趾，抬高左腿与地面垂直，头回仰卧位，抬右臂，用右手指勾住左脚大脚趾。左手掌心向下侧平举伸展与左肩同高，置于地面。呼气时眼睛看向左手中指，右手带动左腿向右侧地面放落 图5，尽量做到右臂与右肩等高，左脚内侧放落在地面上，左膝伸直。保持姿势停留20秒。

7 吸气，抬左腿与地面垂直，头回正中。

8 呼气，双手握脚踝将左腿再次拉近身体，左膝伸直，身体和头部一同抬起，鼻子下巴触碰左膝。保持姿势停留4~6秒。

9 吸气时打开身体，放落左腿，调整呼吸。

10 交换体位，抬高右腿，重复上述练习。

11 仰卧，双腿并拢伸直，双臂掌心向上，侧平举，与肩等高放于体侧伸直 图6。

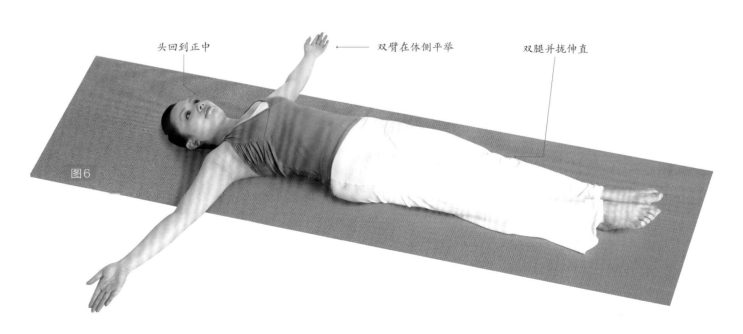

头回到正中

双臂在体侧平举

双腿并拢伸直

图6

12 呼气，双腿保持并拢伸直同时抬起，与地面垂直图7。保持姿势停留2~3次深呼吸。

13 再次呼气时，双腿并拢伸直同时向左侧尽量放落。眼睛看向右手中指。双腿与左臂的夹角不应大于90度，保持姿势20秒图8。保持右肩以及整个腰背部不要离开地面。

14 呼气时向上抬双腿与地面垂直，头回正中，保持2~3个深呼吸。

15 呼气时双腿并拢伸直同时向右侧尽量放落。眼睛看向左手中指。双腿与右臂的夹角不应大于90度。保持姿势20秒左右。保持左肩以及整个腰背部不要离开地面。

16 呼气时向上抬双腿与地面垂直，头回正中，保持2~3个深呼吸。

17 再次呼气时有控制地将双腿放回地面。以仰卧放松姿势调整呼吸，放松身体。

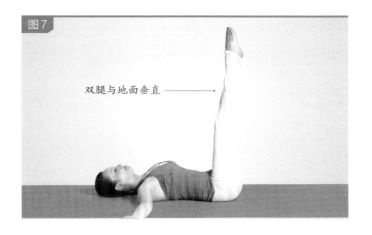

图7

双腿与地面垂直

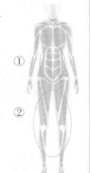

练习收益 这组体式使腰以下部位得到均衡发展，使这些部位的循环加快；全身最长的神经线坐骨神经和最长的经络足太阳经也得以疏通滋养；下背部及臀部、腿部的病痛得以缓解；腹斜肌肌力和肌耐力加强；整个消化系统包括肝脏、脾脏和胰脏得以保持健康活力；腰腹多余的赘肉也得以消除。

①

②

目标肌肉 ①腰腹肌肉；②腿部肌肉。

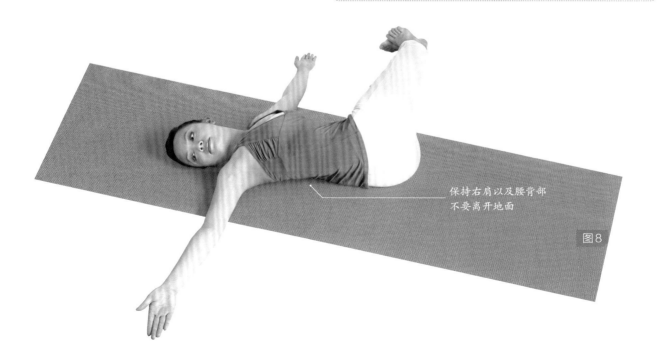

保持右肩以及腰背部不要离开地面

图8

箭式滚动
Open Leg Rocker

练习收益 在这个练习里背伸展肌、腹肌肌力增强，身体的稳定性提高，平衡与协调性加强。

目标肌肉 核心肌群。

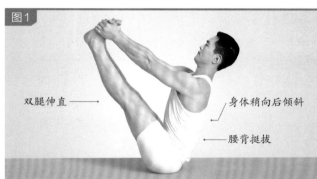

图1

双腿伸直 ——

身体稍向后倾斜

腰背挺拔

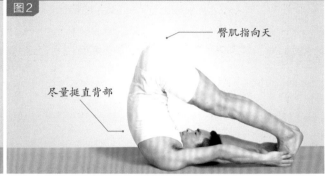

图2

臀肌指向天

尽量挺直背部

1 坐在垫子上，双腿并拢，向前伸直。

2 屈双膝，双手抓住双脚的脚掌外侧，吸气时伸直双腿，双脚向上，收紧腹肌和背肌，稍向后倾斜身体，双腿和背部保持挺直 图1，现在是全箭式。

3 吸气时，身体有控制地向后仰卧，尽量让臀肌指向天。背部垂直于地面 图2。

4 呼气时，腹肌用力，保持箭式，坐回垫子上。注意挺直背部。

5 重复这一体式5次。

6 放落双腿，休息。

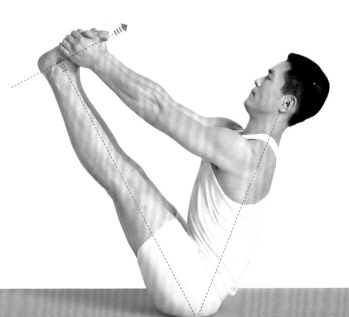

线性
示意

鱼王式 Paripurna Matsyendrasana

鱼王式是个有难度的水平面的扭转体式，我们建议大家在可以舒适地完成前面所述的所有扭拧姿势后再开始这个体式的练习。

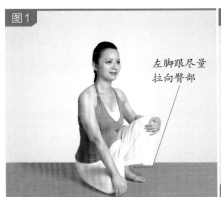

图1　左脚跟尽量拉向臀部

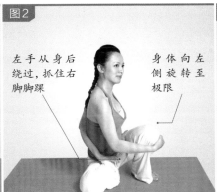

图2　左手从身后绕过，抓住右脚脚踝　身体向左侧旋转至极限

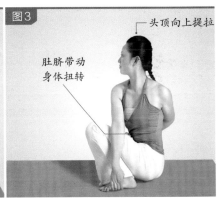

图3　头顶向上提拉　肚脐带动身体扭转

1 坐在垫子上，双腿并拢，向前伸直。

2 屈右膝，右脚跟抵放在肚脐下，脚掌向上，屈左膝，尽量让左脚脚跟拉向臀部 图1 。

3 抬左臂，深呼气，让肚脐带动身体向左侧扭转到极限，左手抓握右脚脚踝 图2 。

4 抬右臂，右肘顶放在左膝外侧，右手抓握左脚脚踝，或将右手掌踩放在左脚的脚掌下，每次呼气加强扭转的强度，眼睛看向右肩外侧 图3 。

5 吸气时解开双手，解开盘坐，双腿向前并拢伸直，调整呼吸。

6 交换体位练习。

线 性
示 意

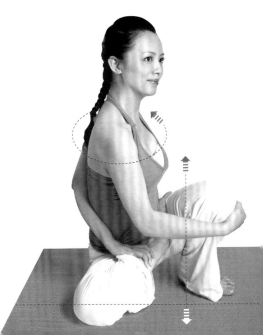

练习收益 在这个体式中，增强了脊柱的弹性和灵活度；脊神经得到了滋养；腹部强烈的扭转和挤压，旺盛了消化机能和所有的腹内脏及腺体，有助于身体充分地利用能量和排出毒素。

目标肌肉 腹部肌肉。

莲花坐 Padmasana

几乎所有的瑜伽教材中都会提到这个体位的巨大力量。《哈他瑜伽导论》中提及莲花式或全莲花坐姿配合相应的收束契合练习，通过生命原动力(Kundalini)可以获得无与伦比的知识。作为非常重要的基础体位之一，莲花式常被用于倒立及一些平衡体式的变体中。

线性
示意

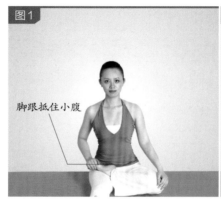

图1

脚跟抵住小腹

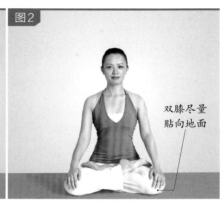

图2

双膝尽量贴向地面

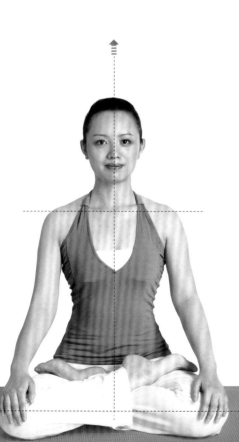

1 坐在垫子上，双腿并拢，向前伸直。

2 左脚脚心向上，尽量放在右大腿根部，脚跟抵小腹右侧 图1 。

3 右脚脚心向上，尽量放在左大腿根部，脚跟抵小腹左侧 图2 。

4 交换双腿的顺序，重复练习。

练习收益 莲花式可以使头、躯干自然地保持直线并可以长时间地保持身体的坐姿稳固。腿部的血流减慢，血液大量供应到腹、胸所有脏器，腰椎和骶骨处的神经最先受益，从而使中枢神经被滋养，焕发整个神经系统的活力。它可以缓解肌肉紧张，降低血压。在激发内部潜能方面也有很大帮助。

目标肌肉 ①腰部、骶部肌肉；②腿部肌肉。

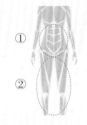

①
②

莲花侧弯接身印

Meru-danda Parsvasana & Yoga Mudrasana

练习收益 这个体式有效地增强了脊柱弹性，调整神经系统，灵活关节。这个动作中的折弯点上移至下胸椎，使脊柱左右外侧屈的锻炼更为完整。身体的左右气脉也在练习中得到平衡。

目标肌肉 体侧肌肉。

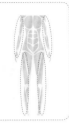

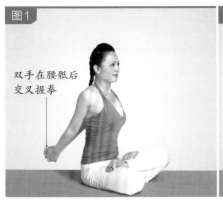

图1

双手在腰骶后交叉握拳

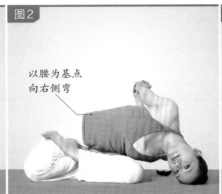

图2

以腰为基点向右侧弯

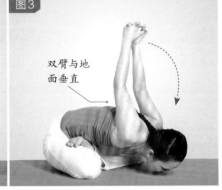

图3

双臂与地面垂直

1 全莲花盘坐，双臂置于体后，双手在腰骶后十指交叉握拳 图1 。

2 打开肩，呼气时，让身体以腰为基点向左侧弯曲。头顶触碰垫子 图2 ，在这姿势上保持正常的呼吸，停留15秒。

3 吸气，有控制地向上抬起躯干，直立身体。调整呼吸。

4 再次呼气时，身体向右侧弯曲躯干，至头顶右侧放落在垫子上，停留15秒，正常呼吸。

5 吸气时有控制地直立身体，返回图1。呼气，慢慢放落身体，保持背部平直，让额头、鼻尖和下巴依次放落到地面。停留15秒，正常呼吸。

6 尽量向上伸展手臂，放松肩关节，让双臂向前和头顶上方沉落。如果做不到双臂向前沉落，就尽量地保持双臂同地面的垂直 图3 ，保持姿势15秒，正常地呼吸。注意掌心不要分开。

7 吸气，有控制地抬头，一节节地抬起腰背，回到全莲花坐姿。呼气，慢慢地放落双手。

8 打开双腿，稍调整，交换双腿盘坐的顺序，重复练习。

线性示意

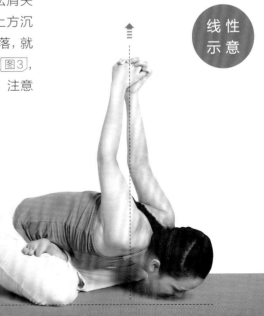

神猴式

Hanumanasana

练习收益 这个体式对于腿部的疾患有良好的缓解和预防作用，腿部的肌群、神经都在这个姿势中得到伸展和滋养。

目标肌肉 腿部肌肉。

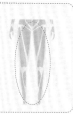

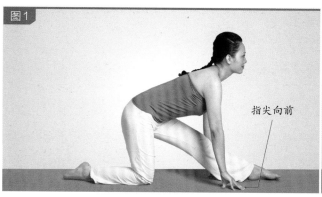

指尖向前

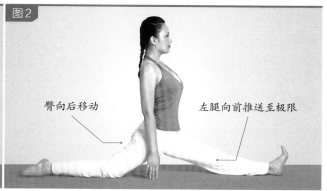

臀向后移动　　　　左腿向前推送至极限

1 跪在垫子上，左脚向前跨出一步，双手置于身体两侧，指尖向前 图1 。

2 稍抬起身体，向后推送右腿，将右脚向后推到极限，臀向后移送，同时左腿向前推送至极限。始

终保持双手掌支撑地面，骨盆形成的三角形正对身体前方，并垂直于地面。两膝伸直 图2 。

3 有控制地向下压送身体，直到左大腿的背面，右大腿的前面放在地面上，骨盆垂直于地面 图3 。

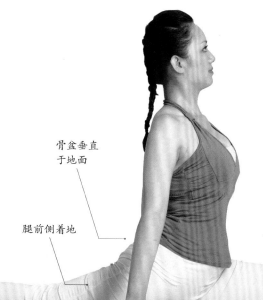

骨盆垂直于地面

腿前侧着地

双膝伸直，紧贴地面

图3

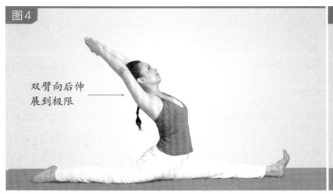

图4

双臂向后伸
展到极限

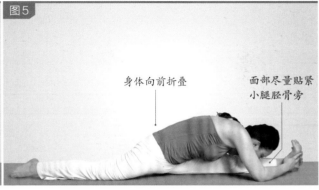

图5

身体向前折叠

面部尽量贴紧
小腿胫骨旁

4 保持姿势，将双手放于胸前合十。

5 将合十的双手沿身体中线向上推送，直到双臂置于耳后，双臂向上伸展，打开胸膛。

6 向前推髋，双臂向后伸展至极限 图4 。

7 有控制地抬起身体，向前折叠，直至身体完全放落在腿上，打开双手握住脚掌 图5 。注意保持后面的臀部和腿前侧安稳地放在地面上。

8 有控制地抬起身体，双手自体前放落，收回双腿，跪坐在脚跟上，稍休息。

9 交换体位练习。

线 性
示 意

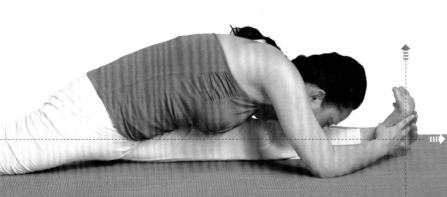

单腿脚尖站立式 Eka-pada Salambasana

线性
示意

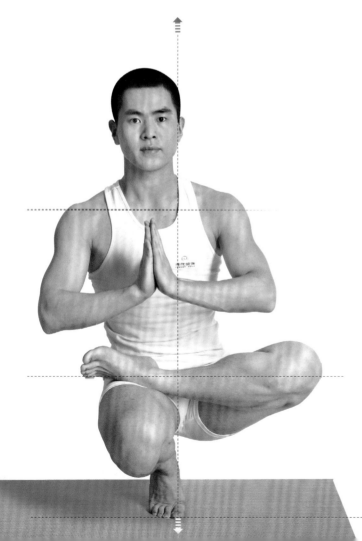

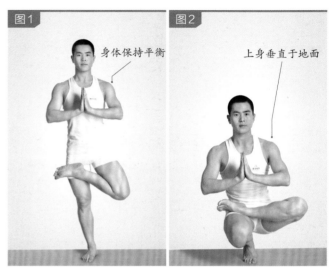

图1 身体保持平衡

图2 上身垂直于地面

1 按山立功站好。吸气，抬左腿，屈左膝，借助右手的帮助，左脚心向上贴放在右大腿根部。双手于胸前合掌 图1。

2 呼气，坐骨下沉，直到坐在脚后跟上，用前脚掌平衡身体，上身垂直于地面 图2。正常呼吸，保持姿势10秒。

3 吸气时支撑腿发力，有控制地立起身体，打开合十的双手，山立功稍休息。交换体位练习。

练习收益 这个练习增强腿部肌力及肌耐力，同时平衡、协调、集中注意力的能力也有提高，膝关节与踝关节得到强化。

目标肌肉 核心肌群。

简易舞王式 Naturajasana

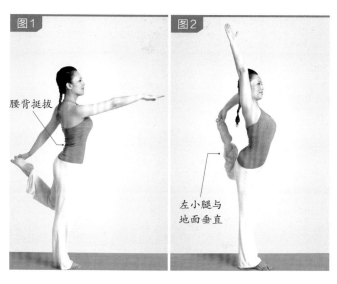

图1

腰背挺拔

图2

左小腿与地面垂直

1 按山立功站好。将右臂掌心向下前平举，保持腰背挺拔。向后屈左膝，左手掌心向外在左脚小脚趾一侧抓握左脚。向上提拉左腿 图1 。

2 翻转左肩、左臂和左手腕，让左手在头后提拉左腿向上伸展。使左大腿与地面平行，左小腿和右腿垂直于地面。右臂向上举起，上臂放在耳后 图2 。

3 呼气，打开左手，放落左腿。回山立式，休息。交换体位练习。

练习收益 在这个体式中胸部扩张，肩胛灵活。双腿强壮有力，脊柱更富弹性。系统正确的练习还可以培养匀称的体态和优雅的气质。骨密度增加，平衡、协调、集中注意力的能力也得到提高。

目标肌肉 ①肩背肌肉；②核心肌群。

① ②

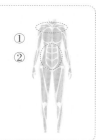

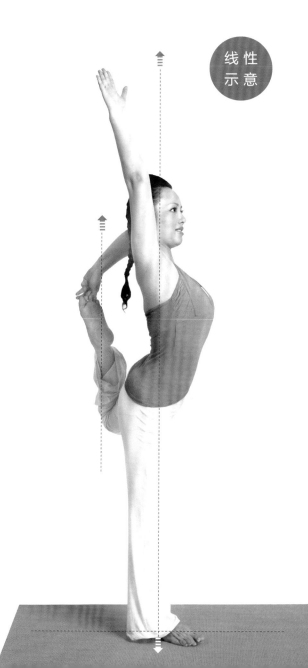

线性示意

头肘倒立式 Salamba Sirsasana

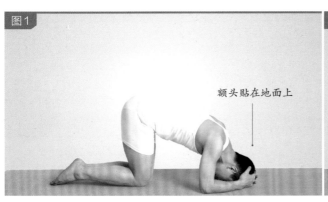

图1

额头贴在地面上

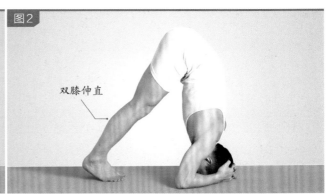

图2

双膝伸直

1 跪坐在垫子上。呼气，将躯干向前，额头放在地面，双手十指交叉，掌心对着自己，放于头前 图1 。

2 竖起脚尖，立起身体 图2 ，这个姿势为海豚式。

3 向前移动双脚，当感觉身体有向前翻滚的感觉时，就停下来，向后压脚跟移送臀部，屈双膝，小腿肚压向大腿后侧，双腿离开地面 图3 ，保持姿势，稍停留。

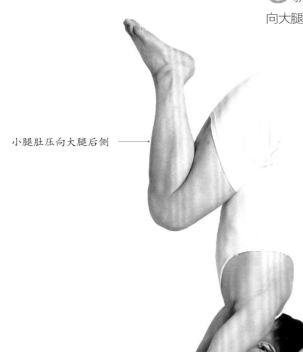

小腿肚压向大腿后侧

头顶同发际线之间区域着地

图3

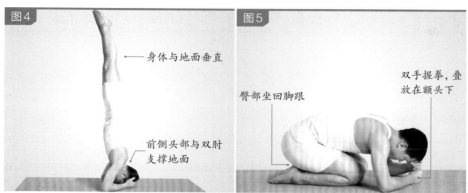

图4　身体与地面垂直

前侧头部与双肘支撑地面

图5　臀部坐回脚跟　双手握拳，叠放在额头下

4 身体稳定后，向上伸双腿，直到双膝伸直。身体同地面垂直 图4 。保持姿势停留30秒，正常呼吸。

5 屈双膝，有控制地放落双腿，臀部坐回脚跟，双手握拳，叠放在一起，额头放置在叠放的双拳上，跪卧在垫子上 图5 ，停留10秒。

6 慢慢地伸直身体，跪坐回脚跟，稍休息。

练习收益 这个体位保证大脑及颅内的松果腺、脑下垂体等得到充足的血液供应，使我们思维更敏锐，记忆力、逻辑思维能力也会提高。一些失眠、头痛、嗜睡等症状也会在系统的正确练习下消失；贫血等症状得到缓解；身体各系统得到放松；免疫力也有所提高。

目标肌肉 核心肌群。

线性示意

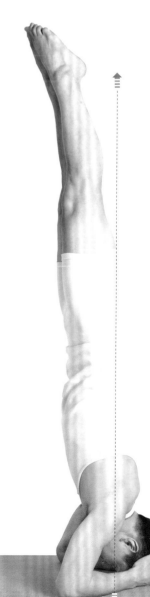

下狗支撑式
Push Up

练习收益 这组练习全面加强身体肌力，强化神经系统，增加身体稳定性，同时有效地雕塑形体。

目标肌肉 全身肌肉。

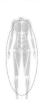

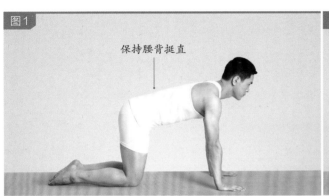

保持腰背挺直

图1

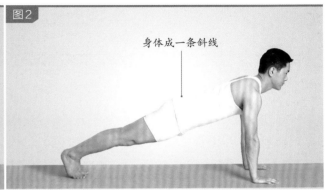

身体成一条斜线

图2

1 做出猫式，即跪卧，手臂与大腿同地面垂直 图1 。

2 双腿后撤，使身体成一条斜线 图2 ，即基础板式。

3 呼气时屈双肘，上臂紧贴体侧，身体下落，直到上臂平行于地面，身体仍是一条直线 图3 。此姿势叫作差图兰加。在此姿势稍停留，如果身体许可，可做两次俯卧撑动作。

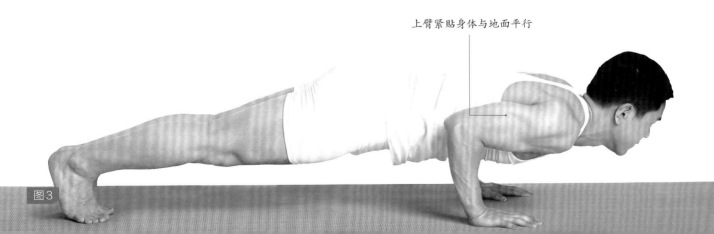

上臂紧贴身体与地面平行

图3

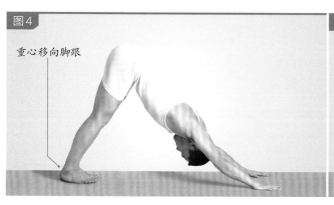

图4

重心移向脚跟

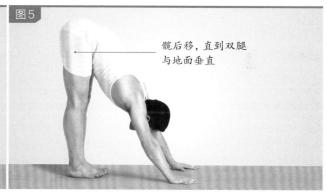

图5

髋后移，直到双腿
与地面垂直

4 呼气时伸直手臂，屈髋，抬骨盆，双手向双脚的方向移动，重心移向脚跟，双肩打开 图4 。此为下狗式，在此姿势稍停留。

5 收腹，髋向后移，身体向上，直到大腿垂直于地面 图5 。稍做停留。

6 呼气时，依次返回下狗式、基础板式。

7 屈肘，回差图兰加姿势2次。俯卧休息。

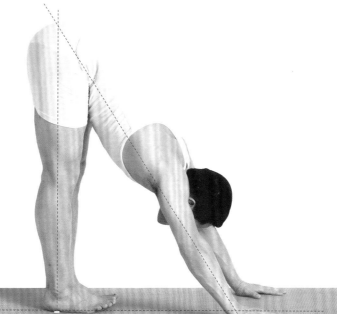

线 性
示 意

肩立单车式

Bicycle

练习收益 改善贫血、内脏下垂及静脉曲张；缓解压力和紧张；增强腰腹肌力量；增强双腿的柔韧及力量；减少赘肉。

① ②

目标肌肉 ①核心肌群；②盆部、股部、膝部肌肉。

线性示意

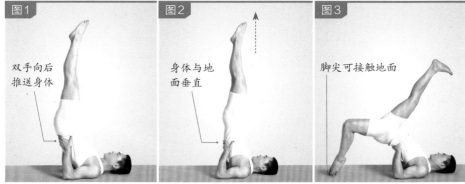

图1　双手向后推送身体

图2　身体与地面垂直

图3　脚尖可接触地面

1 仰卧，弯曲双膝，双手掌心向下，按压地面，支撑臀部和背部离开地面，向后推送身体，双手顺势放在脊背上部两侧 图1 。

2 保持两臂平行，向前推送身体，让下巴靠在胸骨上，直至背部和身体完全垂直于地面 图2 。

3 有控制地向上伸直双膝，并拢双腿，绷直脚尖。伸展髋关节，尽量使双腿同身体成一直线，与地面垂直，保持姿势稍停留，正常呼吸。

4 双手向髋关节处稍推送，上半身与地面成45度角，双腿仍然与地面垂直。

5 双髋带动双腿做蹬自行车动作，幅度越来越大，向下的脚尖可以接触地面，向上的腿尽量贴近胸膛 图3 。

6 收功时，双腿并拢，呼气屈双膝，使大腿贴向胸，双手护腰，有控制地将背部放于地面，双腿慢慢放落，仰卧休息。

下轮式　Chakr Asana

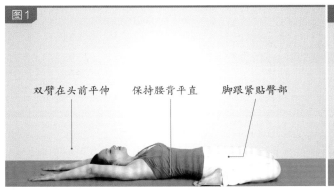

图1

双臂在头前平伸　　保持腰背平直　　脚跟紧贴臀部

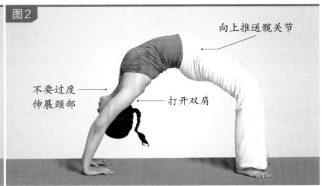

图2

向上推送髋关节

不要过度
伸展颈部　　　打开双肩

1 身体仰卧，曲双膝，尽量将双脚收向双臀，使脚跟紧贴臀肌 图1 。

2 双手举过头，掌心向上，弯双肘，掌心向下放在头两侧。双手的间距与肩同宽。

3 吸气，将髋关节尽量向上推送。双脚稍向头部的方向移送至上背同双臂一样垂直于地面。伸展颈部 图2 。正常呼吸，保持此姿势15秒。

注意事项

甲状腺功能亢进的朋友不要过度伸展颈部。脊柱有问题的朋友要在医生的许可后方可练习。很多朋友无法很好地完成这个动作，并不是腰或髋的问题，而是肩没有打开，上臂的柔韧和肌力不足，大腿前侧的股四头肌没有打开。不要焦急，加强这些部位的基础练习，只要在自己极限的边缘保持动作就可以了。

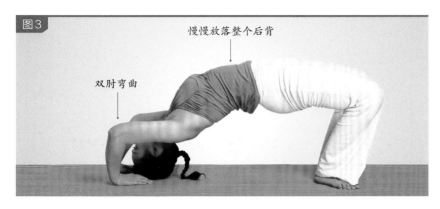

图3

慢慢放落整个后背

双肘弯曲

4 弯双肘，降低髋关节，有控制地将后脑放回到地面图3，再慢慢地放落整个后背，回到仰卧的姿势。放松身体。

练习收益 这个姿势使身体前侧得到伸展，而后侧得到强化，反拱的动作使脊柱得到锻炼。补养加强了背部肌群，放松肩关节和颈部肌肉。身体前侧的有力伸展使所有的胸腹脏器和腺体得到按摩。循环系统也因之强化，头部供血加强，有效释压并使感觉敏锐。因为喉轮的伸展，这个姿势对体重控制也很有帮助。

目标肌肉 体后伸肌群。

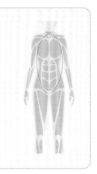

线 性
示 意

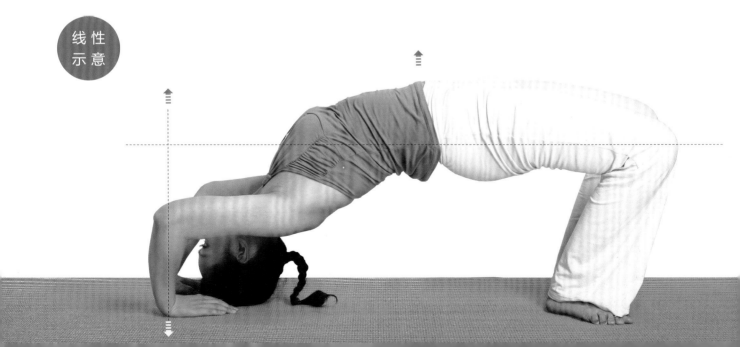

仰卧手抱膝放松 Supta Pinda

1 身体仰卧，屈双膝，并拢双腿，双手十指交叉、抱膝，或双脚脚踝相交叉。

2 左右地摇摆身体。

> **练习收益**
> 对于腰部过于紧张和长期处于腰部劳损的人，这个姿势可以很好地放松腰背。

课后休息：自我认知训练

　　一直以来，自我认知训练就是瑜伽练习中起承转合的重要枢纽，甚至可以说，如果您不了解自我认知的基本理论，就不算练习过瑜伽。在这里，我们只给大家介绍一种简单实用的练习方法，关于基本原理，大家可以参看下一章冥想部分。这里为大家准备了一个25分钟左右的练习引导词，大家可以在内容里择取片断放在课程开始前宁定心神，也可以将练习放在课程安排的最后，或冥想和呼吸练习之前。这段引导词的主框架取自惠兰老师的"超觉心灵功"，在这里，请允许我表达对惠兰老师诚挚的敬意。

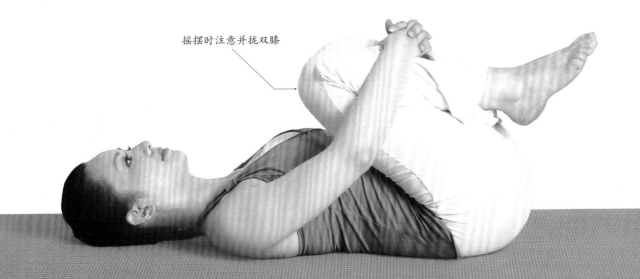

摇摆时注意并拢双膝

自我认知练习引导词

身体仰卧在垫子上，开始自我认知的练习。

心里对自己说——我自觉到我的身体正躺在这里，我的眼睛闭上了。

现在睁开眼睛，心里对自己说——我自觉到我睁开了眼睛。我自觉到我正在用眼睛看周围的事物。

闭上眼睛对自己说——我自觉到我闭上了眼睛。我自觉到我不用眼睛看周围的东西了。

现在自觉到全身，感觉到全身都在放松。两脚、脚踝、小腿、膝盖、大腿、臀部、性器官、肛门、腹部、肋骨、胸膛、肩膀、上臂、肘部、前臂、手腕、两手、两手十个手指、两手手臂、从手指到上臂，全都在放松。锁骨、脖子、后脑勺、头的两边、头顶、前额、腮帮子、眼皮、眼球、鼻子、整个脸的肌肉全都在放松。

心里对自己说——我自觉到自己的呼吸相当深长，而又有控制地呼吸，注意到自己的一呼一吸。

吸气时，心里对自己说——我自觉到我在吸气；呼气时心里对自己说——我自觉到我正在呼气。

每次吸气，体会到你的身体越来越放松，每次呼气时，感到身体的紧张都消除了。你是有知觉的，警醒的，你没有睡着。

现在，让你的呼吸自然地进行着，不要控制你的呼吸，静静地关注你的呼吸，你自觉到呼吸的进行，你是警醒的，你是有知觉的。

你的身体好似一座剧场，你就是自我，你独自一人坐在剧场里。心里对自己说——我自觉到我是处于这个身体里，处于这个剧场里。注意剧场里正在演出的电影，也就是注意到你的心灵，注意到你在心里体验到的思想、感情、情绪，对这一切，都保持一种超脱的态度，不受影响。

观察这些图像对自己说——我正在看心灵上这美丽的图像。心里有时会出现一些图像是很难看的，但不要害怕。

心里对自己说——我自觉到我正在看心灵上这副丑怪难看的形象。保持超脱而不受影响的态度。

你是警醒的，你没有睡着，注意你可能有的一切内心感受和情绪，在心灵上采取超脱态度。

心里对自己说——我自觉到我正在体会到这些好的感受。

你的感受或情绪有些是消极不好的，但不要试图把它赶走，在心里应采取超脱的态度。

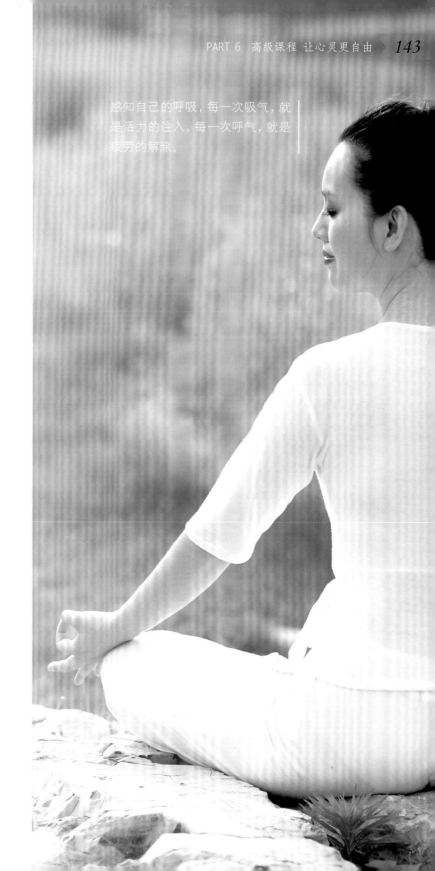

感知自己的呼吸，每一次吸气，就是活力的注入，每一次呼气，就是疲劳的解除。

对自己说——我正在体会到这些消极和不好的情绪，你只管观看这些，总是保持超脱的态度，而不为所动，你只管做一个超脱的观众，那样观看自己的心灵。

无论升起怎样的思想和情绪，就让它们像大海的波浪一样升起和消退，不要限制它们，不要试图赶走它们，不要执着，不要让它具体化，不要跟着思想跑，更不要迎请它们的出现。要像大海看着自己的波浪，或像天空俯视飘过的云彩一样，静静地看着它们。以一种旷达而慈悲的态度来对待你的情绪和思绪，不管它们怎样任性，你要像一个看着孩子玩耍的年长智者，安详地看着它们。

现在注意你的身体，意识到自己的呼吸，每次吸气感到活力注入身体，每次呼气，感到疲劳正在消退。

身体好比一部汽车，而你就是汽车司机，正如汽车司机不是汽车一样，而你也不是你的身体，你只是身体的使用者罢了。

你怎样使用自己的身体会影响到你的意识、你的心灵。

下面，开始做瑜伽的语音冥想，

每次吸气时默念奥姆（A-U-M）。

每次呼气时出声念奥姆（A-U-M）。

请按瑜伽休息术中所述及的收功方式收功。

风箱呼吸 Bhastrika Pranayama

这个练习的梵文名称是Bhastrika Pranayama。Bhastrika的梵文意思就是风箱。就像风箱借力将空气吸入和排出一样，空气通过鼻孔进入和排出肺部。

第一阶段：单鼻孔练习

1 至善坐坐好，抬左手。将食指和中指放在前额中央，把大拇指放在左鼻孔旁，无名指放在右鼻孔旁。

2 用大拇指按住左鼻孔，用右鼻孔做节奏清晰、急速有力的腹式呼吸，让腹部连续地收缩和扩张20次。

3 第21次时，用左鼻孔以完全瑜伽呼吸吸气，然后闭住双鼻孔。内悬息，做收颌收束和会阴收束。

4 屏息3~5秒，缓缓解开所有收束，用喉呼吸方式，双鼻孔同时有控制地呼气。

5 交换体位，用右鼻孔重复整个过程。

第二阶段

1 仍按第一阶段坐着，只是双手以任何契合手势或轻安自在心式放在两膝之上。

2 用双鼻孔一起做20次节奏清晰、急速有力的腹式呼吸。第21次时用双鼻孔以完全瑜伽呼吸吸气，然后闭住双鼻孔。内悬息（也就是吸气后保持屏气不呼），做收颌收束和会阴收束。

3 屏息3~5秒，缓缓解开所有收束，用喉呼吸方式，双鼻孔同时有控制地呼气。

4 以仰卧放松姿势休息。

练习收益

这个练习使肝、脾、胰脏获得保养并且可以增强腹肌，改善消化系统。它会增加内热，引燃体内净化之火。燃烧毒素，减轻体重。强化神经系统，清洁肺和鼻窦。

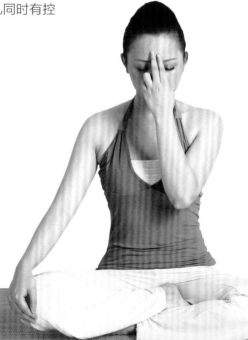

圣光调息 Kapalbhati Pranayama

这个练习的梵文名字是Kapalbhati Pranayama。Kapal在梵语中的意思是头盖骨,前额或智慧。Bhati意思是发光或出众。这个练习既是调息术,也是哈他六业这个清洁系统中卡帕尔·巴悌（Kapal Bhati）[1]的一种。

1 双手指尖向下,掌心放在两膝上。以至善坐盘坐。

2 用鼻子做腹式呼吸,慢慢吸气。

3 腹肌轻轻用力突然向脊柱收缩,小腹内收上提,用鼻子呼气。重复20~50次。

4 最后一次呼气时彻底呼出肺部空气。外悬息(即呼完气后不再吸气,保持屏息状态),做大收束法。

5 解除大收束,慢慢吸气。

注意事项 在这个练习中,呼气是被动的,呼气时腹肌要突然并有力地向脊柱收缩,横膈膜向胸腔收缩。吸气则是自然、自发的。要始终放松,不要过度用力。不要因呼吸而致使身体震颤和面部扭曲。只要轻微疲劳或眩晕出现,就要停止练习。高(低)血压,心脏和肺部存在疾患的朋友,处在生理期的女性不要做这个练习。

练习收益 可排除体内毒素,强化呼吸系统和神经系统,净化血液,刺激消化系统,调整淋巴系统。据说这个练习还可以使思维清晰、使面部容光焕发,使内在的美丽释放出来。

注[1]: 此法主要是对内气和鼻窦的清洁。

用鼻子呼吸,吸气时腹部涨起,呼气时感觉腹部向上提拉

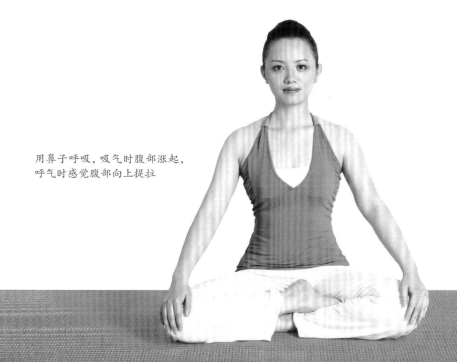

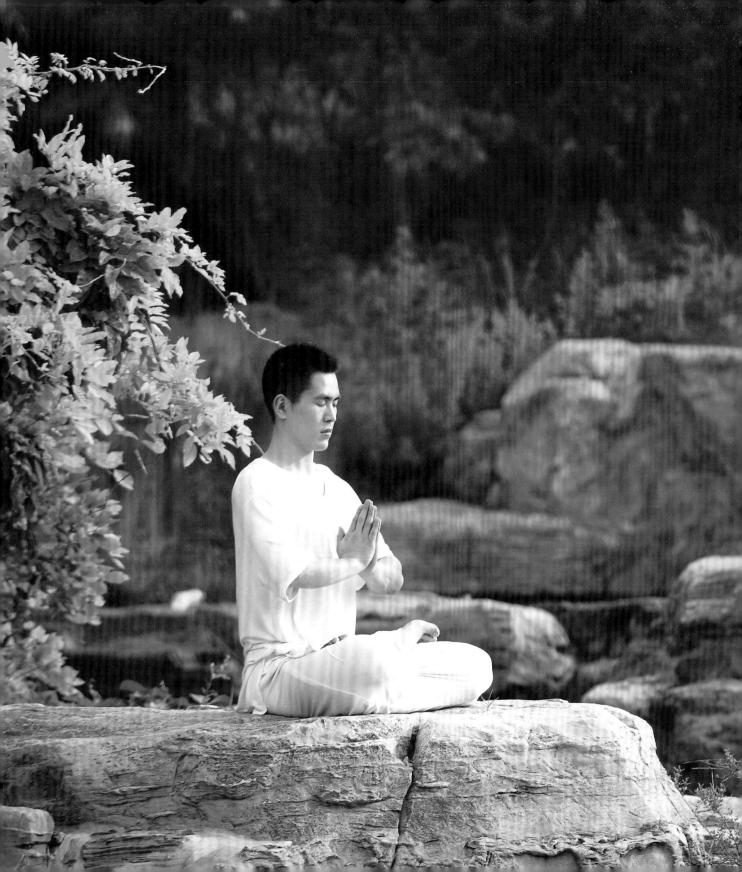

PART 7

领悟

瑜伽精髓

这一章，我们将去领悟瑜伽的精髓——冥想。通过冥想你会发现，明晰纯静的思想与积极快乐的生活并不相悖，周围的环境将变得融洽和谐。冥想是不能被教会的，只能靠我们自己去感受、领悟，但我们可以通过瑜伽体位去练习冥想，去体会瑜伽的真谛。

提升瑜伽境界的冥想

在一粒细沙中看到一个世界，在一朵野花中看到一个天堂。在你的手掌中把握住无限，在每一个小时里掌握住永恒。

——布莱克

这首诗非常适合用来形容冥想，从美丽的诗句中可以看到两个字——境界。境界是无法完全依靠别人的帮助来完成的。它是一种成长，它出自于你整个的生命，是整个生命的成长，对于境界，我们不可能练习它，只有去觉悟它。冥想就是一种境界。

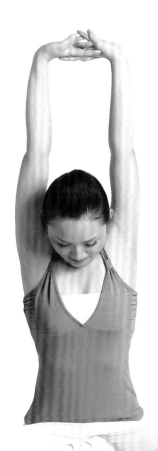

冥想不是催眠

在冥想之路上取得了成功的大师们为我们提供了验证前进中方向是否正确的标准。比如《金刚经》中所阐述的"无所住"，比如所有瑜伽老师都知道的克尔史那穆提（J-Krishnamutri）所提倡的"当观察者变成了被观察者时，那么你就知道你已经到了，在那以前有几千件事在路上"。

这个标准告诉我们，不要把冥想等同于心理治疗中的催眠。这只会让自己在心灵的歧路上迷失得越来越远。南怀瑾先生的观点认为催眠与冥想之间的区别在于：

催眠者认为，凭着想象你正在创造着某种东西，Tantra（东方经典）认为你凭着想象不在创造某种东西，你只是变得与某种已经存在的东西趋于和谐。

冥想不等于静坐

也不要以为，盘腿坐着就可以开始冥想，那只是身体静坐，甚至不能叫作静心。冥想不在于坐着这种形式，一个从来没有受过心之训练的人静坐片刻就会感到内在的许多干扰，越努力去坐，就越感觉到干扰，头脑不清醒，感觉压抑和无聊。如果这样开始冥想，心智也容易受伤。

冥想是一种生活态度

冥想并不是要我们逃离生活，它只是要教给我们一种新的生活方式：社会有各种各样的烦恼与压力，就像一场无边的龙卷风，但龙卷风的中心是平静的。冥想的过程中我们会明白，自己应该成为旋风的中心，真正的自己应该是超然的，我们的生活会变得带着更多快乐与明净，带着更多的智慧与创造力继续。

冥想有技巧

一直以来，因为这种不可轻易获得的境界，无数人对冥想充满了好奇。同时，也有无数先贤试图帮助后来的人们进入这种觉知与觉悟。因为这是让生命体会到真实的意义，真正的喜悦与幸福的旅途。因此，在通往冥想的旅途上出现了无数的技巧。

所有技巧对于前进中的人们都会有帮助，但确切地说，它们并不是冥想，只是技巧，可以帮助我们在黑暗中摸索。这些技巧必须根据每个人不同的吸收和理解能力来提供帮助。

冥想的必经之路——自我认知

自我认知才是通往冥想的必经之路，先要认识到身心不等同于真正的自己，让真正的自己成为身体和思想的观察者，直到身心不能再干扰你，然后要知道真正的自己正在被世界本源的真理观照。就像前面克尔史那穆提所说的，让观察者再变成被观照者。这时候就到了冥想的境界了。

比如，当你正在听一首感人的乐曲时，渐渐忘了自己，也忘了乐曲，只是在体会一种感动。这种感觉已经接近了冥想。在这个过程中我们要经历很多，认识很多，学会很多，这些绝不是几本书可以写出来的，这是一个生命成长的过程。

冥想练习方法

为了能更贴近冥想的本意，我们列举了可行的练习方法，以便各种基础的练习者都能体会到宁静的快乐。这是由体位、自我认知、一点凝视（Trataka）和自己的练习程度所形成的结果所组成的练习。把它们联结在一起，就可以构成一堂安全的冥想训练了，这也只是一种技巧。

练习冥想五步曲

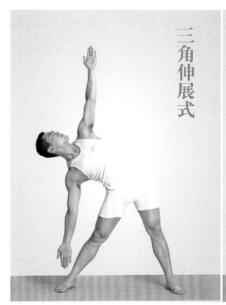

三角伸展式

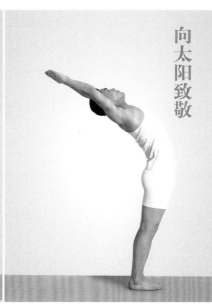

向太阳致敬

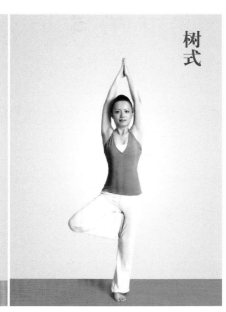

树式

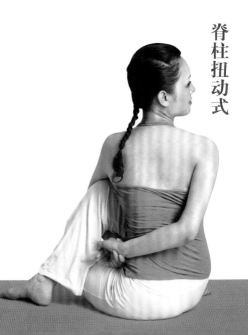

脊柱扭动式

第一步：体位

这些体位动作是为了让身体的能量平衡，同时让不同基础的身体在接下来的练习中能坐得久一些。

根据这本书前面的内容，我们为大家推荐下面的体位动作：树式、三角伸展式、脊柱扭动式、向太阳致敬。

第二步：自我认知

参见高级体位部分，只是不要收功，唤醒后侧卧起身。直接进入下面的练习。

第三步：一点凝视（Trataka，音"特拉他卡"）

　　Trataka在梵文中的意思是"中心的视觉"，按中文意译即为"凝视"。在"哈他六业"这个瑜伽身体清洁系统中，Trataka是最后一个，同时也被认为是最重要和最有效的一个。

　　在所有感觉中，视觉是最强大的。当视觉干扰停止后，人们的心灵会很容易变成水波不兴的平静水面。所以这项练习被认为是集中和冥想间的桥梁。进行这一练习还可以保养眼睛并改善有缺陷的视力。研究发现，进行这一练习不仅可以发展瞳孔的灵敏度和视觉的敏锐程度，还可以改善这部分的循环。这个功法的练习还使记忆力、意志力、注意力显著改善。自信和勇气也会提高，它还可以帮助改善焦虑和抑郁，缓解失眠和紧张。

　　Tralaka练习可以安排在课程体位和呼吸练习结束之后，冥想之前。也可以只做Trataka，特别是在晚上临睡前。Tralaka分为内部练习和外部练习两部分，这两部分练习又可以按几种不同方法来做。在这里，我们为大家提供最为普遍、最具瑜伽氛围的简单练习。

练习准备

　　在这个练习里我们需要一支蜡烛、打火机、烛台和可以让烛光高与眼齐的桌子。

步骤

1 按一种舒适安稳的瑜伽坐姿坐好。

2 将点燃的蜡烛放在面前约半米远，烛火高与眼齐。

3 闭上眼睛，调整呼吸和心情。当感到心意安宁时，就睁开眼，专心凝视面前烛火最明亮的部分。

4 不要眨眼睛，全神贯注于面前的烛火。关注面前烛火最明亮的部分。直到眼睛感到疲劳或有泪水涌出。

5 闭上眼睛，放松。现在关注出现在心灵屏幕上的烛火。

6 当心灵屏幕上的烛火消失时，就睁开眼睛，专注于面前的烛火。专注于面前烛火最明亮的部分。

7 如果思想飘移开，就轻柔地把它唤回来，让眼睛始终关注着面前的烛火。

8 重复练习15分钟左右。注意不要使眼睛感到太劳累。

第四步：尝试冥想

如果在Tralaka练习中闭上眼睛后心幕上的烛火一直明亮地存在，直到消失后也让自己感觉到温暖安详、头脑空明的状态，那么就一直让自己停留在这种状态下。有些练习者会在这种状态下前进，有更真实的冥想。

但更多的练习者一旦心幕上的烛火熄灭，头脑就会开始神游八荒，如果有其他的想法或画面出现，就请睁开眼睛，始终保持Tralaka练习。

第五步：收功

1. 吸气时在心里默念奥姆(A-U-M-)，呼气时出声念奥姆(A-U-M-)，重复三次。

2. 转动手腕，搓热掌心，用热热的手心温暖双眼，按摩脸庞。

3. 打开十指，沿上发际向后梳拢每寸头皮。双臂向上伸展身体，打开盘坐的双腿，按摩一下，转动脚腕与脚掌，慢慢起立。

注意事项

除了烛火，还有很多可以用来练习Trataka（特拉他卡）的事物：月亮、星星、鲜花、神像等。上面这个简易的方法已经包括了外部的Trataka练习和内部的Trataka练习。大家在做这个练习时最容易出现的问题是当闭上眼睛时，看不到烛火。或者心幕上的烛火是黑白照片一样的没有色彩。这些通常是由于工作压力大，心事重。经过一段时间的练习调整，这种状况会有所改变。

还有的练习者会在火光中看到一些匪夷所思的事物，有些是他们心灵深处的映像，有些是思想飘移开来的幻想。对于这些，要时刻引导自己关注烛火，不要被那些画面所吸引，更不要跟随那些图画，或是盼望任何画面的出现。一定不要因为任何画面的出现而影响自己对烛火的关注。

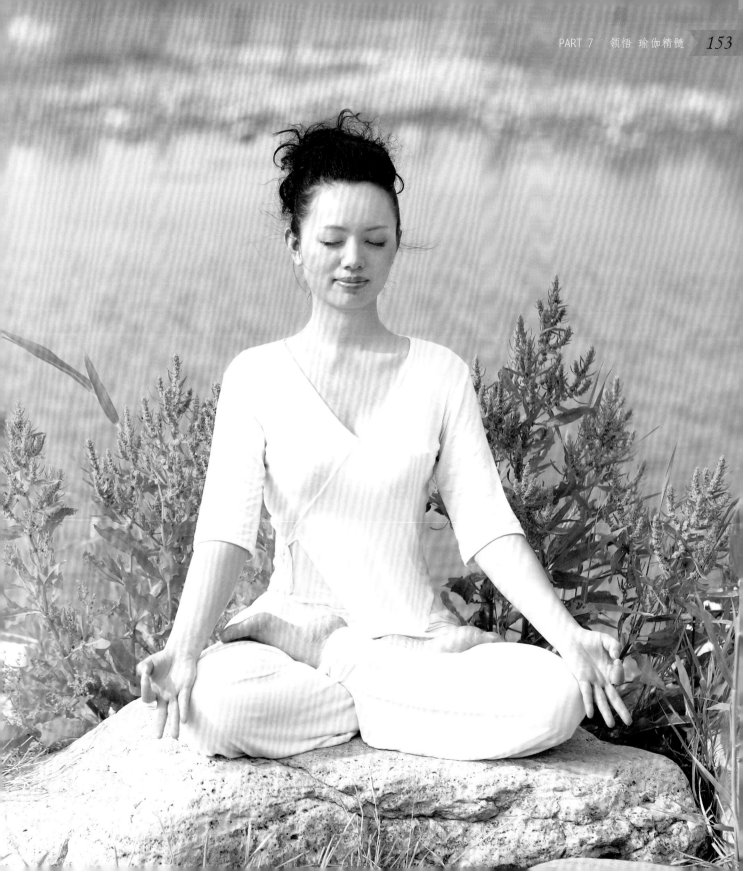

附录
本书体位法分类索引

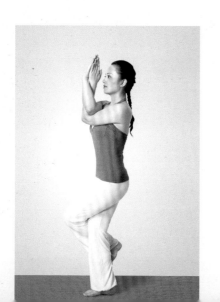

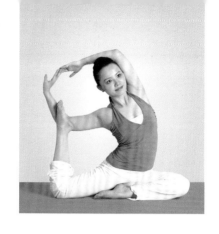

图书在版编目（CIP）数据

瑜伽：初学到高手（升级版）/ 韩俊编著 . -- 南京 : 江苏凤凰科学技术出版社 , 2019.1
（汉竹·白金女人系列）
ISBN 978-7-5537-9643-7

Ⅰ . ①瑜… Ⅱ . ①韩… Ⅲ . ①瑜伽 – 基本知识 Ⅳ . ① R793.51

中国版本图书馆 CIP 数据核字 (2018) 第 207549 号

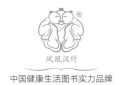

中国健康生活图书实力品牌

瑜伽：初学到高手（升级版）

编　　　著	韩　俊
主　　　编	汉　竹
责 任 编 辑	刘玉锋
特 邀 编 辑	徐键萍　许冬雪
责 任 校 对	郝慧华
责 任 监 制	曹叶平　方　晨

出 版 发 行	江苏凤凰科学技术出版社
出版社地址	南京市湖南路 1 号 A 楼，邮编：210009
出版社网址	http://www.pspress.cn
印　　　刷	南京精艺印刷有限公司

开　　　本	715 mm×868 mm　1/12
印　　　张	14
字　　　数	280 000
版　　　次	2019 年 1 月第 1 版
印　　　次	2019 年 1 月第 1 次印刷

标 准 书 号	ISBN 978-7-5537-9643-7
定　　　价	49.80 元（书内附赠二维码视频）